DR. MED. EBERHARD J. WORMER

Das Bluthochdruck-Buch

Alles, was Sie wissen müssen
Das können Sie selbst tun

humboldt

Inhalt

- 4 **VORWORT**

- 6 **BLUTHOCHDRUCK – DAS SOLLTEN SIE WISSEN**
  - 8 Blut in Bewegung
  - 14 Der Blutdruck: Was ist das?
  - 18 Organe in Gefahr
  - 23 Blutdruckrisiken erkennen
  - 31 Bestimmen Sie Ihr persönliches Risiko
  - 34 Den Blutdruck richtig messen
  - 48 Bluthochdruck erkennen
  - 60 Ursachen von Bluthochdruck
  - 66 So wird Bluthochdruck vom Arzt behandelt
  - 79 Bluthochdruck-Notfall

- 84 **BLUTHOCHDRUCK – DAS KÖNNEN SIE SELBST TUN**
  - 86 Verändern Sie Ihren Lebensstil
  - 89 **Vollwertige Ernährung**
  - 90 Nährstoffe im Überblick
  - 99 Fettbewusst essen
  - 101 Energie und Kalorien
  - 103 Welche Ernährung ist gesund?
  - 105 **Vitamin D**
  - 106 Was ist Vitamin D?
  - 108 Vitamin D und Kalzium
  - 110 Vitamin D und Bluthochdruck
  - 111 Den Vitamin-D-Status bestimmen und optimieren

113	**Bewegung und Sport**
114	Bewegung ist gesund
115	Regelmäßiges Training
116	Welche Sportart?
121	**Abnehmen**
122	Clever sättigen
123	Wege zum Wohlfühlgewicht
125	**Entspannung statt Stress**
125	Autogenes Training
126	Progressive Muskelrelaxation
127	Reflexzonenmassage
129	Yoga
130	**Rauchen und Alkohol**
130	Alkohol moderat genießen
131	Rauchen abgewöhnen
132	**Mit Bluthochdruck leben**
132	Arbeitsfähigkeit
132	Straßenverkehr
133	Flugreisen
133	Alpinismus
134	Sauna
134	Sex

135	**ANHANG**
135	**Wichtige Adressen**
136	**Leitlinien**
137	**Register**

VORWORT

Liebe Leserin, lieber Leser,

er ist unsichtbar und lautlos und bedroht Herz und Blutgefäße – und Sie erkennen ihn nur, wenn Sie ihn messen: Bluthochdruck. Jeder fünfte Deutsche hat Bluthochdruck, fachlich ausgedrückt arterielle Hypertonie, und nur einer von vier Betroffenen weiß von seiner Erkrankung. Bleibt der Blutdruck dauerhaft erhöht, steigt das Risiko für Herzinfarkt, Schlaganfall, Organschäden und Arteriosklerose deutlich an. Sie können viel dafür tun, dass es nicht so weit kommt!

Wenn der Blutdruck steigt, bemerken Sie es nicht. Bluthochdruck löst keine Alarmsignale aus. Bluthochdruck verursacht meist lange Zeit keine Symptome. Sind die Grenzwerte dauerhaft überschritten, hat sich das Gefäßsystem bereits an den Hochdruck gewöhnt, und das gestresste Herz ist vergrößert. Dann kann es sehr schwierig werden, den Blutdruck wieder auf Normalwerte zu bringen. Was bleibt, ist das lebensgefährlich erhöhte Risiko für Nierenversagen, Herzinfarkt und Schlaganfall.

In Deutschland sterben jährlich etwa 300.000 Menschen an den direkten Folgen von Bluthochdruck. Was macht Bluthochdruck so gefährlich?

- Bluthochdruck wird viel zu spät erkannt. Oft entsteht der Verdacht erst, wenn die Anzeichen schwerer Durchblutungsstörungen unübersehbar sind – eine Angina-pectoris-Attacke oder ein schlaganfallartiges Ereignis.
- Bluthochdruck wird als chronische Erkrankung nicht ernst genug genommen. Daraus ergibt sich eine mangelhafte Behandlung – mit tödlichen Konsequenzen für viele Betroffene.

Warum Bluthochdruck den einen trifft und den anderen nicht, bleibt unbeantwortet. Nur selten kann die moderne Medizin eindeutige Hochdruckursachen identifizieren, einen gutartigen Tumor beispielsweise. In 95 Prozent aller Fälle findet sich der Ursprung von Bluthochdruck in den menschlichen Lebensbedingungen, die von Veranlagung, Ernährung und Stress geprägt sind. Die Bequemlichkeiten industrialisierter Gesellschaften offenbaren ihre ungesunde Kehrseite – Stress, Bewegungsmangel, Übergewicht und Diabetes sind Risikofaktoren für Bluthochdruck. Zusätzlich und unbeeinflussbar bleibt der mit zunehmendem Alter ansteigende Blutdruck: Langlebigkeit mit Hochdruckrisiko.

Bluthochdruck ist kein unabwendbares Schicksal, die gefährlichen Folgekomplikationen sind vermeidbar. Viele Risikofaktoren lassen sich auch ohne Medikamente sehr wirksam beeinflussen. Ausgewogene vollwertige Ernährung, Verzicht auf Zigaretten, Gelassenheit, sportliche Aktivität, ein optimaler Vitamin-D-Status und Gewichtskontrolle sind ausgezeichnete Blutdrucksenker. Sie können sich vor den Risiken des Bluthochdrucks schützen, wenn Sie Bescheid wissen. Informieren Sie sich und tragen Sie selbst zum Schutz Ihrer Gesundheit bei.

Ihr
Dr. med. Eberhard J. Wormer

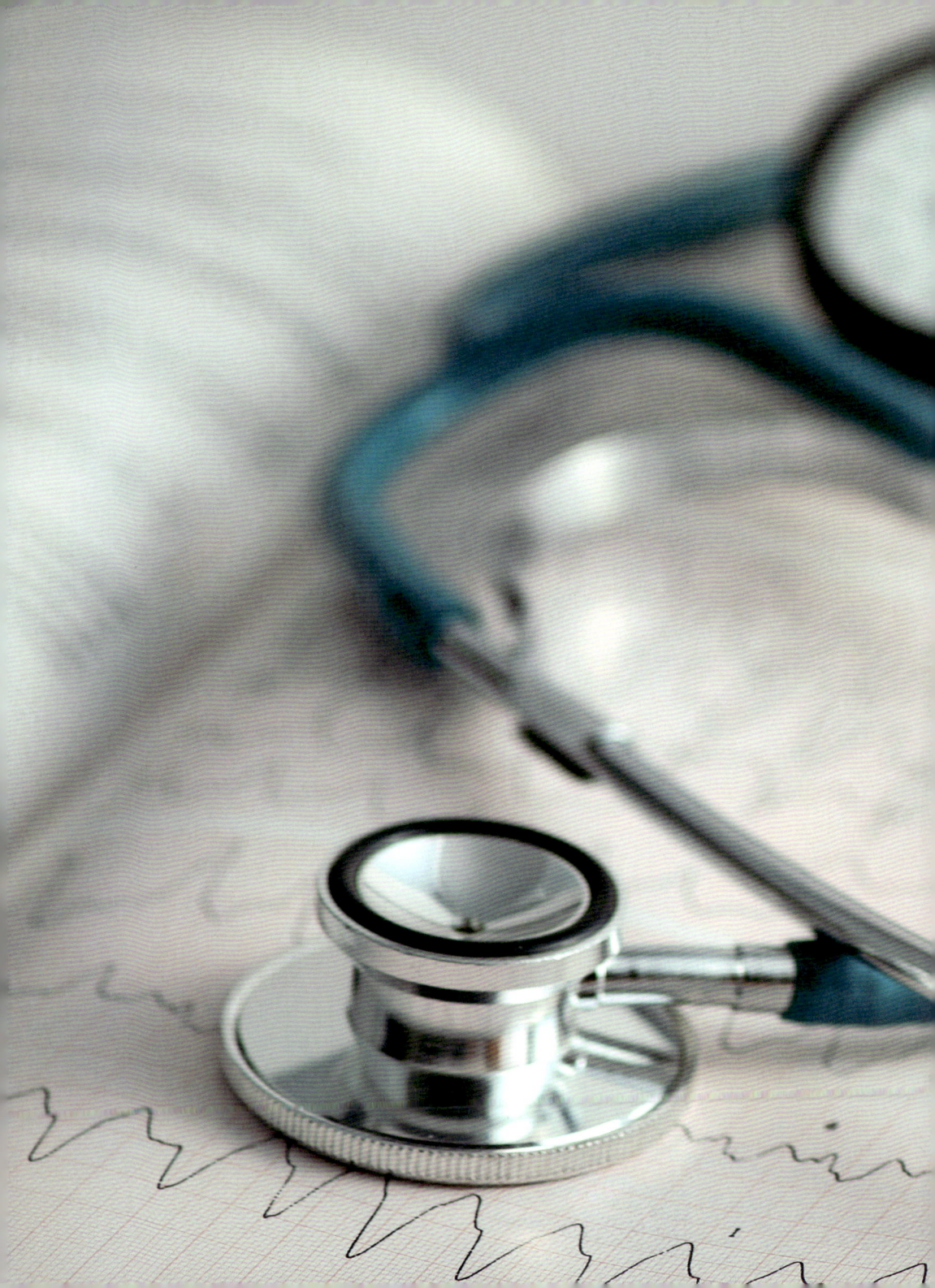

BLUTHOCHDRUCK – DAS SOLLTEN SIE WISSEN

Oft bemerkt man einen hohen Blutdruck gar nicht. Doch auch wenn er das Leben zunächst nicht einschränkt, kann er ernste Folgen für das Herz-Kreislauf-System haben. In den folgenden Kapiteln lesen Sie, wozu wir unser Blut brauchen, was der Blutdruck überhaupt ist, wie er funktioniert und welche Gefahren und Risiken ein zu hoher Blutdruck birgt. Sie lernen die gängigen Messverfahren und die verschiedenen Arten von Bluthochdruck kennen und erfahren, welche Behandlungsmethoden zu welcher Diagnose passen.

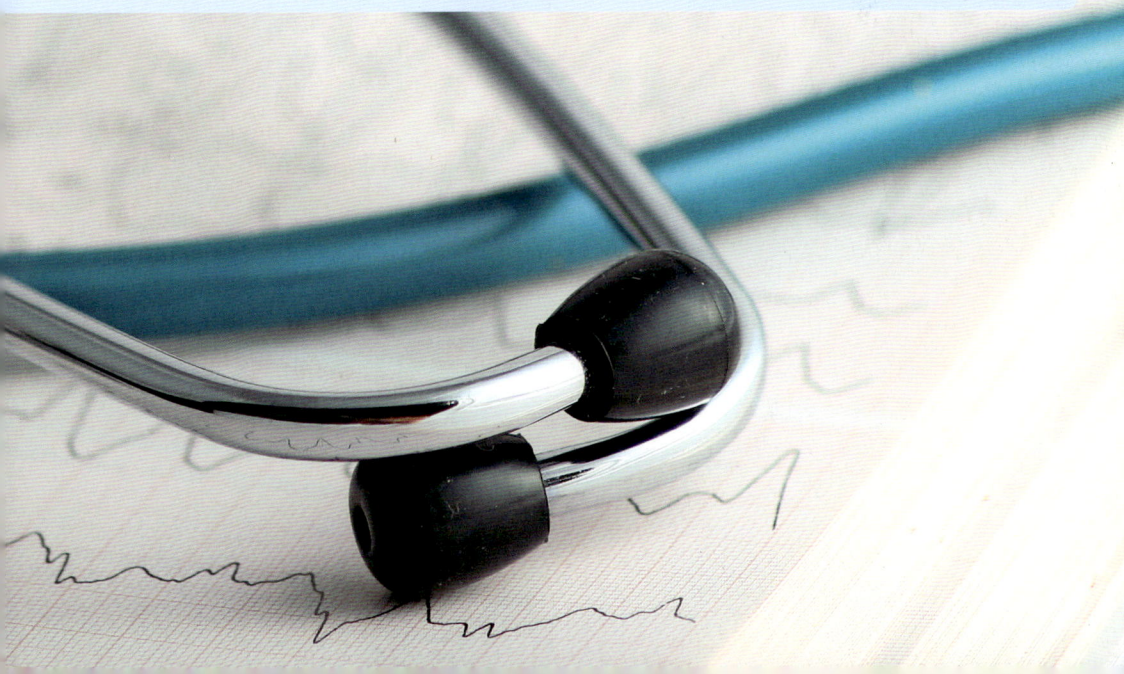

Blut in Bewegung

Blut ist, ganz allgemein ausgedrückt, die durch die Arterien und Venen zirkulierende Flüssigkeit. Im menschlichen Körper bewegen sich ununterbrochen etwa fünf bis sieben Liter Blut im Gefäßsystem, angetrieben von Pumpbewegungen des Herzens. Blut besteht aus flüssigem Blutplasma und den festen Blutkörperchen.

Eine der wichtigsten Aufgaben des Blutes ist der Austausch der Atemgase Sauerstoff und Kohlendioxid in den Lungen. Sauerstoff wird von den Lungen aufgenommen und vom Blut zu den Geweben transportiert. Sauerstoff ist lebenswichtig für alle Körpergewebe. Im Zellstoffwechsel geben Erythrozyten im arteriellen Blut den Sauerstoff ab und nehmen Kohlendioxid auf, das über venöse Blutgefäße, zum Herz und zu den Lungen befördert wird. Kohlendioxid wird dann ausgeatmet.

Flüssige Blutbestandteile Blutplasma ist der zu 90 Prozent aus Wasser bestehende flüssige Blutanteil. Im Blutplasma sind Gerinnungsfaktoren enthalten, vor allem das Fibrinogen, die bei Blutungen eine wichtige Rolle spielen. Der zweite Bestandteil des Plasmas, das Blutserum, transportiert Nährstoffe, Zucker, Salze und Abwehrstoffe.

Feste Blutbestandteile Im Blutplasma schwimmen die festen Blutbestandteile und gelangen so zu den Organen. Die festen Bestandteile der Blutflüssigkeit sind die Blutzellen: rote Blutkörperchen (Erythrozyten) und weiße Blutkörperchen (Leukozyten) sowie Blutplättchen (Thrombozyten), der Rest besteht aus Wasser und Salzen. In einem Kubikmillimeter Blut befinden sich etwa fünf Millionen rote Blutkörperchen und nur etwa 6000 weiße Blutkörperchen.

Die Bestandteile des Blutes
- Die kernlosen **roten Blutkörperchen** verdanken ihre Farbe dem Blutfarbstoff (Hämoglobin), das ist ein Eiweißmolekül, das Ei-

---

! Blut besteht aus flüssigem Blutplasma und den festen Blutkörperchen.

sen enthält und für den Transport von Sauerstoff und Kohlendioxid unerlässlich ist. Ein Liter Blut enthält etwa 150 Gramm Hämoglobin.
- **Weiße Blutkörperchen** werden im Knochenmark gebildet sowie im Lymphsystem. Man unterscheidet Leukozyten mit und ohne Granula (Körnchen) im Zellkörper, Granulozyten und Agranulozyten. Die weißen Blutkörperchen spielen bei der Abwehr von Infektionen und Immunreaktionen eine wichtige Rolle.
- **Blutplättchen** sind Zellbruchstücke. Sie sind 0,5 bis 2,5 Mikrometer groß und werden von den Riesenzellen (Megakaryozyten) des Knochenmarks gebildet. Ein Kubikmillimeter Blut enthält 200.000 bis 300.000 Blutplättchen. Blutplättchen sind Bestandteile des Blutgerinnungssystems.
- In der **Blutflüssigkeit** befinden sich etwa sieben Prozent Eiweißstoffe (Plasmaproteine): Albumin, Globulin und Fibrinogen. Eiweißstoffe in der Blutflüssigkeit sind Nahrungsproteine für die Zellen, Transportmittel für alle Arten von Substanzen (Fettsäuren, Cholesterin, Hormone u. a.) sowie für den Stoffwechsel zwischen Kapillaren und Geweben erforderlich. Außerdem spielen sie eine wichtige Rolle bei der Blutgerinnung. Sie verschließen zusammen mit den Blutplättchen die Wunde und verhindern somit bei Verletzungen einen hohen Blutverlust.

Was das Blut leistet
- Transport von Sauerstoff, Kohlendioxid, Nährstoffen, Stoffwechselprodukten und Hormonen
- Abwehrfunktion gegen Infektionen und Fremdkörper
- Regulierung des Wasser- und Wärmehaushaltes
- Blutgerinnung und Wundheilung

> **!** Das Herz ist der Antrieb des Bluttransports.

Das Herz: Motor des Lebens

In jeder Minute pumpt das Herz fünf bis sieben Liter Blut durch den Körper. Vom Herz fließt das Blut durch das arterielle Gefäßsystem im gesamten Körper, erreicht über die Blutadern (Venen) wieder das Herz und die Lungengefäße, wo es mit Sauerstoff angereichert wird, und fließt erneut, vom Herz angetrieben, im arteriellen Gefäßsystem durch den Körper. In jeder Sekunde Ihres Lebens kreist das Blut ohne Unterbrechung in Ihren Adern. Wenn Sie sich körperlich anstrengen, kann die Pumpleistung des Herzens auf bis zu 30 Liter pro Minute oder mehr ansteigen. Das Herz des erwachsenen Menschen hat Faustgröße und wiegt etwa 250 bis 350 Gramm. Der normale Puls (Herzfrequenz) des Erwachsenen beträgt im Ruhezustand 75 bis 80 Schläge pro Minute.

Der Herzkreislauf: Gefäße, in denen das Blut aus dem Körper zum Herz transportiert wird, werden als Venen bezeichnet. Solche, die das Blut vom Herz zu den Organen leiten, heißen Arterien.

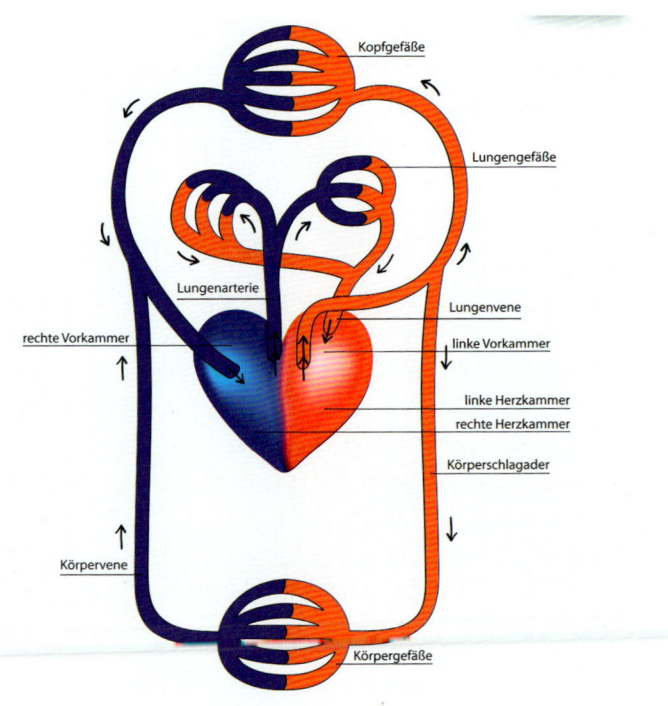

Das Herz ist ein muskulöses kegelförmiges Hohlorgan mit vier Kammern, das durch Druck- und Saugpumpbewegungen den Blutkreislauf im Körper in Bewegung hält. Es befindet sich zwischen den Lungenflügeln innerhalb der linken Brusthälfte und steht mit dem Zwerchfell in Kontakt. Die Herzmuskelschicht (Myokard) ist außen von einer Haut umhüllt (Epikard bzw. Perikard) und innen mit einer mehrschichtigen Auskleidung (Endokard) bedeckt. Eine Scheidewand (Septum) teilt das Herz in eine linke und rechte Hälfte, die jeweils aus einem Vorhof (Atrium) und einer Kammer (Ventrikel) zusammengesetzt ist.

Die rhythmische Bewegung des Herzmuskels wird durch ein bioelektrisches Erregungsleitungssystem und Herznerven koordiniert und reguliert. Das Herz verfügt über mehrere Impulsgeber (Sinusknoten, Atrioventrikularknoten, Kammerfasern), die den Rhythmus der Herzaktion vorgeben. Vier Herzklappen, zwei zwischen den Vorhöfen und Kammern und die Aorten- und die Pulmonalklappe, kontrollieren und begrenzen die ausgeworfene Blutmenge. Das Herz selbst wird durch Herzkranzarterien (Koronararterien) mit arteriellem Blut versorgt.

Rekordverdächtige Blutbewegung
- Rund 2000-mal täglich durchströmen fünf bis sieben Liter Blut unseren Körperkreislauf, etwa 70- bis 80-mal pro Minute. Daraus ergeben sich rund 100.000 Pumpaktionen pro 24 Stunden.
- Das Blut wird vom Herzen mit einer Geschwindigkeit von 20 Zentimetern bis ein Meter pro Sekunde durch den Körper gepumpt.
- Durch die dickste Stelle des Gefäßsystems – die Aorta ist unser größtes Blutgefäß – fließen täglich etwa 10.000 Liter Blut. Es verteilt sich von dort auf immer kleinere Gefäße bis in die kleinsten Kapillaren und fließt dann über das Venengefäßsystem wieder zum Herzen und zur Lunge zurück.

Bluthochdruck – das sollten Sie wissen

> ❗ Arterien, Venen, Kapillaren und Endothele sind Blutgefäßarten.

Die Blutgefäße: unsere Transportbahnen

Über die Blutbahn, die großen Körperarterien bis hin zu den feinsten Haargefäßen (Kapillaren), erreicht das Blut alle Organe und versorgt die Gewebe mit Sauerstoff und lebenswichtigen Nährstoffen. Man unterscheidet verschiedene Blutgefäßarten:

Arterien (Schlagadern) sind kräftige mit einem Muskelmantel ausgestattete Röhren. Das mit Sauerstoff „beladene" Blut wird von der linken Herzkammer mit hohem Druck in das arterielle Gefäßsystem gepresst. Den dadurch ausgelösten wellenförmigen Blutdruckpuls können Sie an bestimmten Körperstellen tasten und als Blutdruck messen. Arteriolen sind die kleinen Fortsetzungsgefäße der Arterien im Gewebe, den Organen und der Haut.

Venen (Blutadern) sind größere Gefäßröhren, die sauerstoffarmes Blut sammeln und zur rechten Herzkammer ableiten. Von dort fließt das Blut zu den Lungen und wird mit Sauerstoff angereichert. Venen befinden sich an der Körperoberfläche und in der

Der Aufbau von Venen und Arterien.

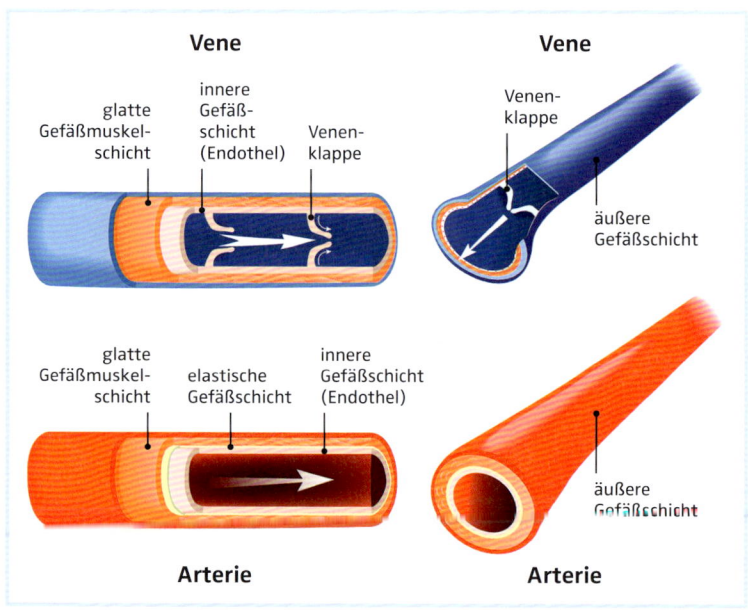

Tiefe. Manche venösen Gefäßabschnitte sind mit Venenklappen ausgestattet, um venöses Blut aus den Beinen nach oben herzwärts zu bringen. Die Beinmuskulatur fungiert als Wadenmuskelpumpe und unterstützt den Bluttransport entgegen der Schwerkraft zum Herzen hin. Das Blutadersystem enthält etwa 70 Prozent der gesamten Blutmenge im Körper. Venolen sind dünnere Röhren für venöses Blut, die keinen großen Druck aushalten müssen. In den Venolen wird sauerstoffarmes Blut transportiert.

Kapillaren sind die kleinsten Haargefäße. Hier findet der Sauerstoff- und Nährstoffaustausch im Gewebe statt. Sauerstoff wird abgegeben und Kohlendioxid gelangt ins Blut.

Endothel: Blutgefäße gleichen Röhren, die von innen nach außen aus drei ineinander geschobenen Röhren bestehen: Innenschicht

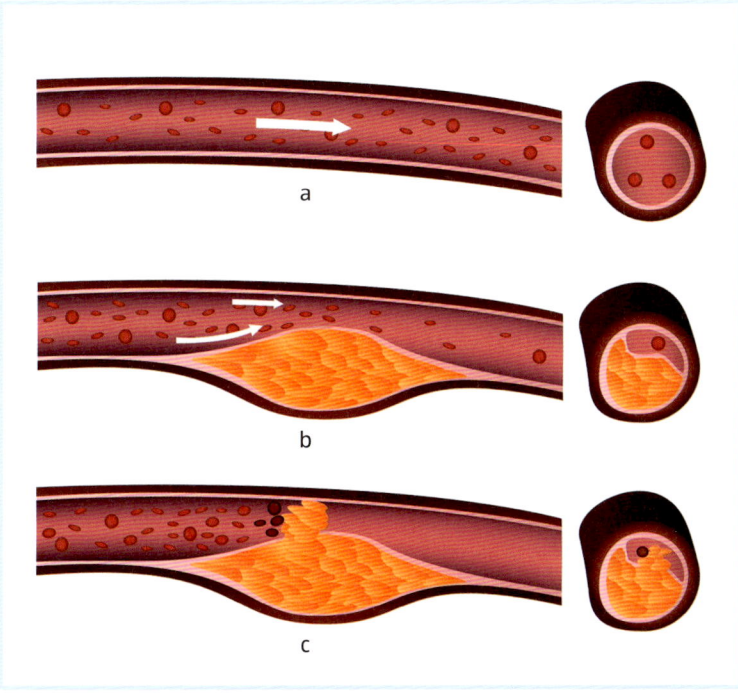

Veränderungen des Endothels können Arteriosklerose und Bluthochduck zur Folge haben.
a. Der Blutfluss in der Schlagader verläuft störungsfrei.
b. An der Innenschicht (Endothel) der Schlagader haben sich Ablagerungen (Plaque) angehäuft, die das Gefäßlumen verengen und den Blutfluss behindern.
c. Geht die Plaquebildung ungehindert weiter, kann es zum kompletten Verschluss der Arterie kommen – eine häufige Ursache des Herzinfarkts.

(Intima) mit Endothel, Mittelschicht (Media) und Außenschicht (Adventitia). Veränderungen des Endothels sind von größter Bedeutung für die Entstehung von Arteriosklerose und Bluthochdruck. Bei unbeschädigtem Endothel ist die Innenseite der Gefäße völlig glatt, das Blut kann ungehindert und störungsfrei fließen. Die Innenschicht besteht aus einem dünnen Häutchen und außerdem aus der Grundmembran (Subendothel), einer weichen Muskelschicht sowie einer elastischen inneren Membran. Das Endothel enthält lockeres Gewebe mit Bindegewebszellen, glatte Muskelzellen und Fasern. Es wird vom Blutstrom ernährt.

Das Endothel ist nur für gelöste Bestandteile des Blutes durchlässig. Ist das Endothel beschädigt oder zerstört, können Blutplasma und Blutbestandteile (rote und weiße Blutkörperchen, Blutplättchen) ungehindert in tiefere Gefäßschichten vordringen. Dies gilt als einer der Prozesse, der zur Entstehung der Arteriosklerose beiträgt. Die Außenschicht der Gefäßröhre besteht aus lockerem Grundgewebe mit Faserschichten und Blutgefäßen. Diese Schicht besitzt Nervengeflechte, die sich bis in die Mittelschicht ziehen und die Eng- und Weitstellung der arteriellen Gefäße steuern.

Der Blutdruck: Was ist das?

> **!** Der Blutdruck ist der Druck des Blutes in einem Blutgefäß.

Als „Blutdruck" bezeichnet man den arteriellen Druck in den großen Schlagadern auf Herzhöhe, der am besten an der Oberarmarterie gemessen wird. Schlicht und einfach: Der Blutdruck ist der Druck des Blutes in einem Blutgefäß (Gefäßdruck). Der arterielle Blutdruck ist eine komplexe Messgröße, die durch die Blutauswurfleistung des Herzens (Herzminutenvolumen) sowie den Widerstand der Blutgefäßröhren, das Fassungsvermögen und die Dehnbarkeit des peripheren Gefäßsystems definiert ist. Die wichtigsten Messgrößen des Blutdrucks sind die systolischen und diastolischen Druckwerte.

Systole ist die Anspannungs- und Auswurfphase des Herzens. Sie beschreibt die Druckleistung des Herzens, die eine tastbare Pulswelle erzeugt: Das Blut wird aus der linken und der rechten Herzkammer herausgepresst. Damit während der Systole das Blut aus den Herzkammern nicht in die Herzvorhöfe zurückfließt, wird der Zugang mit den Segelklappen des Herzens verschlossen. Die Dauer der Systole bleibt auch bei Änderung der Pulsschlaghäufigkeit (Pulsfrequenz) relativ konstant (300 Millisekunden).

Diastole ist die Entspannungs- und Füllungsphase des Herzens. Nach der Systole erschlafft der Muskel, und das in den Vorhöfen angesammelte Blut kann durch die sich öffnenden Segelklappen in die Herzkammern einströmen. Die Dauer der Diastole variiert stark.

Blutdruck Der Blutdruck wird mit einem Blutdruckmessgerät am besten an der Armarterie gemessen. Blutdruckmesswerte werden international mit der Einheit Millimeter Quecksilbersäule (mmHg) angegeben. Systolischer und diastolischer Blutdruck entsprechen den oberen und unteren Grenzen der periodischen Schwankungen der arteriellen Gefäßwand um einen Mittelwert. Der Abstand (Intervall) zwischen systolischem und diastolischem Wert ist die Blutdruckamplitude. Der normale Ruheblutdruck eines jungen Erwachsenen sollte 120 mmHg systolisch und 80 mmHg diastolisch betragen.

> Der normale Ruheblutdruck eines jungen Erwachsenen sollte 120 mmHg systolisch und 80 mmHg diastolisch betragen.

> **Blutdruck im Biorhythmus**
> Der Blutdruck zeigt über 24 Stunden einen typischen Tag-Nacht-Rhythmus:
> - Um 3 Uhr früh ist der Druck am niedrigsten.
> - Bis gegen 9 Uhr früh steigt der Blutdruck steil an.
> - Vormittags sinkt der Blutdruck, nachmittags steigt er wieder an.
> - Gegen 19 Uhr erreicht der Blutdruck einen zweiten Höchstwert.
> - Die 24-Stunden-Blutdruckwerte können um bis zu 20 mmHg vom Ruhewert abweichen.

Unser Körper passt die Höhe des Blutdrucks an unterschiedliche Anforderungen flexibel an. Deshalb sind die Blutdruckwerte sehr variabel. Beispielsweise verursachen psychischer Stress, körperliche Arbeit und Sport, Schmerzen, plötzliche Lagewechsel (Liegen/Stehen) und Nahrungsaufnahme Blutdruckschwankungen. Für die Blutversorgung der inneren Organe muss der Blutdruck einen gewissen Mindestwert beibehalten. Die meisten Organe erbringen ihre beste Leistung in einem bestimmten Blutdruckbereich. Nerven- und Hormonaktivitäten sind so aufeinander abgestimmt, dass der lebenswichtige Basisblutdruck erhalten bleibt. Dabei melden Blutdruckfühler, beispielsweise in den Halsarterien, den aktuellen Druck an das Nervensystem, wo der Blutdruck etwa durch Ausschüttung von Hormonen beeinflusst und kontrolliert wird.

Bei verminderter Dehnbarkeit des Gefäßsystems – beispielsweise mit zunehmendem Alter oder bei Arteriosklerose – steigt der systolische Druck an (bei gleichbleibendem oder abnehmendem diastolischem Wert). Nimmt der periphere Widerstand (der Widerstand außerhalb des Herzens) zu, erhöhen sich sowohl der systolische als auch der diastolische Blutdruck. Der Blutdruck kann durch verschiedene Erkrankungen vorübergehend oder dauerhaft ansteigen – bestes Beispiel ist der Bluthochdruck selbst

(Hypertonie). Ein anhaltend niedriger Blutdruck (Hypotonie) tritt weniger häufig auf als die Hypertonie.

Was den Blutdruck beeinflusst
Der Blutdruck sinkt vormittags und nachts und wenn ...
- die Herzkraft nachlässt,
- das Blut dünnflüssiger wird,
- die Blutmenge abnimmt,
- die Gefäße weit gestellt sind,
- Sie von der Liege- in die Standposition wechseln.

Der Blutdruck steigt nachmittags und früh morgens an und wenn ...
- die Herzkraft erhöht wird,
- das Blut dickflüssiger wird,
- die Blutmenge zunimmt,
- die Gefäße eng gestellt sind,
- die Blutgefäße unelastisch werden,
- Sie älter werden,
- Sie schwanger sind.

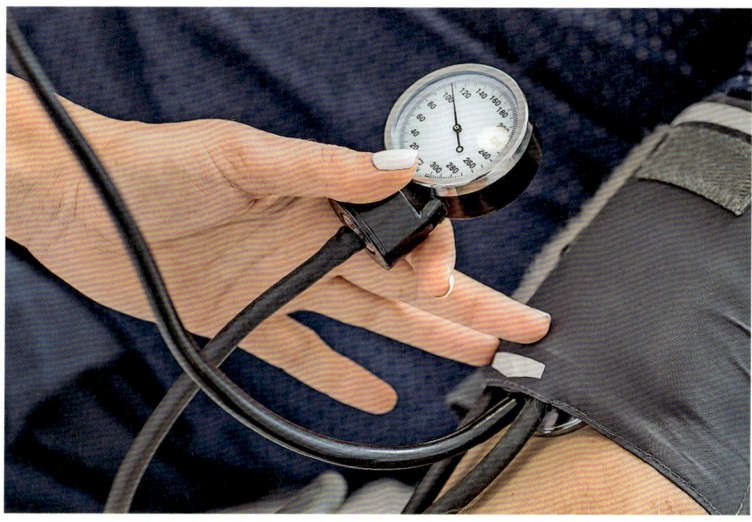

Je nachdem, zu welcher Uhrzeit Sie Ihren Blutdruck messen, werden Sie unterschiedliche Werte erhalten.

Organe in Gefahr

> **!** Wie sich Bluthochdruck auswirkt, hängt davon ab, ob schon hochdruckbedingte Organschäden vorliegen.

Wie sich Bluthochdruck auf Ihr weiteres Leben auswirken wird, hängt wesentlich davon ab, ob hochdruckbedingte Organschäden schon vorliegen oder erst auftreten – wenn der Bluthochdruck nicht behandelt wird! Am stärksten sind das Herz und das Blutgefäßsystem von den Folgeschäden des Bluthochdrucks bedroht. Und die meisten Folgeerkrankungen haben eine gemeinsame Ursache: Bluthochdruck schädigt die Gefäße im ganzen Körper und begünstigt die Entstehung der Arteriosklerose. Mit den bekannten Konsequenzen: koronare Herzerkrankung, Brustenge (Angina pectoris), Herzinfarkt, Schlaganfall, Durchblutungsstörungen, Nieren- und Augenerkrankungen.

So weit muss es nicht kommen! Messen Sie Ihren Blutdruck und sprechen Sie mit Ihrem Arzt über Ihr persönliches Herz-Kreislauf-Risikoprofil.

Herz

> **!** Bluthochdruck ist einer der Hauptrisikofaktoren für die Entwicklung der weit verbreiteten koronaren Herzkrankheit.

Koronare Herzkrankheit (KHK) Bluthochdruck ist einer der Hauptrisikofaktoren für die Entwicklung einer Herzkranzgefäßerkrankung (koronare Herzkrankheit). Weitere Risikofaktoren der KHK sind Rauchen, erhöhte Cholesterinwerte, erhöhte Homocysteinwerte, Diabetes mellitus, Bewegungsmangel und Übergewicht. Bluthochdruck begünstigt die Arteriosklerose in den großen Herzkranzarterien und den kleinsten Arterien in der Herzwand. Die KHK kann zur Linksherzvergrößerung, zur Brustenge (Angina pectoris), zum Herzinfarkt, Herzrhythmusstörungen und zum plötzlichen Herztod führen.

Linksherzschwäche Bei Bluthochdruck muss das linke Herz, das arterielles sauerstoffreiches Blut in die Blutbahn pumpt, ständig gegen den erhöhten Auswurfwiderstand im Schlagadersystem ankämpfen. Die linke Herzkammermuskulatur versucht diesen Zustand durch verstärkte Muskelarbeit zu kompensieren, was zur allmählichen Verdickung der Herzkammer führt. Dies hat zur Folge, dass sich die Dehnfähigkeit und Füllung der linken Herzkammer vermindert. Das linke Herz wird langsam, aber sicher „schwach" (Linksherzinsuffizienz), wenn der Druck in den Schlagadern nicht gesenkt wird. Zwei Drittel aller Bluthochdruckbetroffenen sterben letztendlich an den Folgen einer solchen Linksherzvergrößerung.

Blutgefäße

Etwa jeder zehnte Mann über 65 mit Bluthochdruck ist von einer gefährlichen Aussackung (Aneurysma) der Bauchschlagader (Aorta) bedroht. Wenn Sie vom Rücken in die Beine ausstrahlende äußerst heftige Schmerzen und eine pulsierende Schwellung im Bauch bemerken, könnte ein Bauchaortenaneurysma vorliegen. Wenn eine solche Aussackung einreißt, besteht Lebensgefahr!

Wird ein Aortenaneurysma nicht erkannt, verändert sich die Gefäßwand, und die Einrissgefahr nimmt akut zu. Solche krankhaften Veränderungen treten bevorzugt an der Brustschlagader auf. 80 Prozent aller Betroffenen leiden an Bluthochdruck. Plötzlicher unerträglicher Brustschmerz und Schocksymptome weisen auf einen Schlagadereinriss hin. Bei einem solchen Notfall ist Eile geboten!

Bluthochdruck schädigt die arteriellen Blutgefäße und begünstigt Arteriosklerose. Davon sind häufig auch die Gefäße der Beine betroffen, und eine periphere arterielle Verschlusskrankheit (pAVK) kann sich entwickeln – im Volksmund „Schaufensterkrankheit" oder „Raucherbein" genannt. Personen mit Bluthochdruck leiden doppelt so häufig an pAVK wie Menschen mit normalen Blutdruckwerten. Allerdings spielt der Risikofaktor Rauchen hier die Hauptrolle.

> Bei Arteriosklerose werden die Schlagadern durch Ablagerungen an den Gefäßwänden geschädigt.

Gehirn

Etwa 15 Prozent der Bluthochdruckbetroffenen sterben an den Folgen krankhaft veränderter Hirngefäße. Zunächst können vorübergehende Durchblutungsstörungen im Gehirn auftreten, sogenannte transitorische ischämische Attacken (TIA): Die Gehirnzellen reagieren mit Funktionsausfällen (Sekunden oder Minuten), die sich vollständig zurückbilden – ein Alarmzeichen für einen drohenden Schlaganfall. Bluthochdruck ist der wichtigste und häufigste Risikofaktor für den Schlaganfall. Durch Bluthochdruck vervierfacht sich das Schlaganfallrisiko. Der Schlaganfall selbst wird durch ein Blutgerinnsel (Thrombose) verursacht, das Hirnarterien verschließt und die Durchblutung unterbricht.

Bluthochdruck kann auch dazu beitragen, dass es zur lebensgefährlichen Hirnblutung kommt. Nur selten verursacht ein Bluthochdruck-Notfall ein akutes Hirnsyndrom mit Schwindel, Kopfschmerzen und Sehstörungen.

Nicht zu unterschätzen ist der Anteil, den Bluthochdruck für die Entwicklung einer Demenz hat. Eine Studie ergab beispielsweise, dass ein systolischer Blutdruckanstieg um 10 mmHg das Risiko für schwere Störungen der Gedächtnisfunktion langfristig um knapp zehn Prozent ansteigen lässt. Fortschreitende auffällige Veränderungen des Gefühlsempfindens, der Stimmung, des Antriebs, der Konzentration und Aufmerksamkeit können auf eine Demenz durch hochdruckgeschädigte Gefäße hinweisen (vaskuläre Demenz).

> **!** Bluthochdruck ist der wichtigste Risikofaktor für einen Schlaganfall.

Nieren

Nur Diabetes verursacht noch häufiger als Bluthochdruck bleibende Nierenschäden. In der Regel verschlimmert sich die Nierenschädigung langfristig – mit Bluthochdruck befinden Sie sich hier in einem Teufelskreis, der von zunehmendem Eiweißverlust über die Nieren bis zur Schrumpfniere mit allmählichem Nierenversagen führt. Funktionseinbußen der Nieren sind mit Laborwerten im Blut (Kreatinin, Harnstoff, Clearance) und im Urin (Albuminurie) nachweisbar. Den Schweregrad des Bluthochdrucks (Grad 1 bis 3) kann man gut mit dem Schweregrad der Nierenschädigung (Grad 1 bis 3) in Beziehung setzen. Darüber hinaus ist auch ein Verschluss der Nierenarterien (Nierenarterienstenose) möglich. Das ist eine Ursache von sekundärem Bluthochdruck.

Augen

Veränderungen am Augenhintergrund (Retina) sind eine häufige Folge arteriosklerotischer Gefäßveränderungen durch Bluthochdruck. Eine hochdruckbedingte Erkrankung des Augenhintergrunds (Retinopathie) entwickelt sich in der Regel in vier Krankheitsstadien, entsprechend dem Schweregrad des Bluthochdrucks. Bei der Augenspiegelung fallen typische Gefäßveränderungen auf. Die Untersuchung des Augenhintergrunds gehört zu den wichtigsten diagnostischen Maßnahmen bei Bluthochdruck. Lassen Sie Ihre Augen vom Augenarzt untersuchen, wenn Sehstörungen auftreten – unbehandelter Bluthochdruck kann bis zur Erblindung führen!

Sexualorgane

Männer mit unbehandeltem Bluthochdruck müssen deutlich häufiger als gesunde Gleichaltrige mit Potenzstörungen rechnen (erektile Dysfunktion). Und jeder zweite 50- bis 70-jährige Mann leidet an Impotenz. Warum dies so ist, ist noch unklar. Wahrscheinlich spielen arteriosklerotische Gefäßveränderungen auch für Erektionsstörungen eine wichtige Rolle. Bei Bluthochdruck könnte auch eine Neigung zur Gefäßverengung im Penishohlkörper von Bedeutung sein. Bei manchen Männern mit Bluthochdruck bessern sich solche Funktionsstörungen, wenn sie mit bestimmten Blutdrucksenkern behandelt werden (Angiotensin-II-Antagonisten).

> **!** Bluthochdruck hat häufig Potenzstörungen zur Folge.

Übersicht Organschäden durch Bluthochdruck

Herz:
- koronare Herzkrankheit (KHK)/Linksherzvergrößerung
- Angina pectoris (Brustenge)
- Herzinfarkt
- Herzschwäche/-versagen
- Linksherzschwäche

Blutgefäße:
- Aortenaneurysma
- periphere arterielle Durchblutungsstörungen

Gehirn:
- Durchblutungsstörungen
- Schlaganfall
- Demenz

Nieren:
- chronische Nierenerkrankungen

Augen:
- Retinopathie
- Erblindung

Sexualorgane:
- Potenzstörungen/Impotenz

Blutdruckrisiken erkennen

Angenommen, Sie sind aufmerksam geworden und haben spontan Ihren Blutdruck gemessen. Dabei stellen Sie fest, dass Ihr Wert höher ausgefallen ist als erwartet: 139/88 mmHg. Dieser Blutdruck wäre als hochnormal einzustufen. Was tun? Behandeln? Mit Medikamenten? Ohne Medikamente? Was tun? – Antwort: Es hängt davon ab, ob Sie mit Risikofaktoren leben oder nicht:

> **!** Ob und wie Bluthochdruck behandelt wird, hängt von Ihren individuellen Risikofaktoren ab.

- Wenn Sie Ende 40 sind, Nichtraucher mit Normalgewicht, bewegungsaktiv, beruflich und familiär stark belastet, könnten Sie Ihren systolischen Blutdruck durch bewusstere Ernährung, Entspannungsübungen oder Yoga durchaus dauerhaft auf unter 130 mmHg absenken. Sie würden damit einen normalen Blutdruck erreichen und Ihr Herz-Kreislauf-Risiko reduzieren – ohne Medikamente!
- Wenn Sie über 60 sind, Nichtraucher mit leichtem Übergewicht, erhöhten Blutzucker-, Homocystein- und Cholesterinwerten im Blut, eher unsportlich, könnte es sein, dass sich durch Ernährungsumstellung und mehr körperliche Bewegung allein der Blutdruck nicht ausreichend senken lässt. Sie würden dann unbehandelt mit einem stark erhöhten Herz-Kreislauf-Risiko leben müssen – ungünstige Hypertonieprognose inklusive. Durch ärztliche Untersuchungen und die Bewertung Ihrer Risikofaktoren kann man gut beurteilen, ob Sie mit oder ohne Blutdrucksenker vor Herzinfarkt und Schlaganfall geschützt sind.

Diese Fallbeispiele zeigen, dass die Höhe des Blutdrucks allein nicht ausreicht, um lebenswichtige Therapieentscheidungen zu treffen. Die jahrzehntelange Forschung der Herz-Kreislauf-Medizin ermöglicht heute eine gute Bewertung des individuellen Herz-Kreislauf-Gesamtrisikos, abhängig von der Höhe des Blutdrucks und vier Risikokategorien: leicht, mäßig, stark und sehr stark erhöhtes Risiko. Diese Kategorien beziehen sich auf das Risiko für tödliche oder nicht-tödliche Herz-Kreislauf-Ereignisse (z. B. Herzinfarkt, Schlaganfall) für einen Zeitraum von zehn Jahren.

Wie hoch Ihr persönliches Herz-Kreislauf-Risiko bei aktuellem Blutdruckwert ist, hängt demnach davon ab, ob zusätzliche Risikofaktoren vorliegen oder nicht. Ist Ihr persönliches Risikoprofil bekannt, kann die Frage beantwortet werden, ob Sie von einer Therapie profitieren werden.

Durch Bluthochdruck in Verbindung mit weiteren Risikofaktoren kann sich Ihr Herz-Kreislauf-Risiko deutlich erhöhen. Es gibt beeinflussbare und unbeeinflussbare Risikofaktoren. Für die erfolgreiche Behandlung von Bluthochdruck haben beeinflussbare Risikofaktoren, vor allem Veränderungen des Lebensstils sehr große Bedeutung. Ziel der Lebensstilveränderungen ist die Absenkung des Blutdrucks auf Normalwerte, wodurch wiederum andere Risikofaktoren günstig beeinflusst werden.

Herz-Kreislauf-Risikofaktoren
- Lebensalter: Männer über 55 Jahre, Frauen über 65 Jahre
- Bluthochdruck
- Übergewicht (BMI 30 oder höher)
- Bewegungsmangel
- Rauchen
- ungünstige Cholesterinwerte
- verminderte Nierenfunktion (Mikroalbuminurie)
- Herz-Kreislauf-Erkrankungen bei Familienangehörigen
- erhöhte Blutzuckerwerte (Insulinresistenz, Diabetes)

Herz-Kreislauf-Gesamtrisiko

andere Risikofaktoren und Organerkrankungen	BLUTDRUCK mmHg				
	normal 120–129 systolisch oder 80–84 diastolisch	**hochnormal** 130–139 systolisch oder 85–89 diastolisch	**Grad 1** 140–149 systolisch oder 90–99 diastolisch	**Grad 2** 150–179 systolisch oder 100–109 diastolisch	**Grad 3** ≥ 180 systolisch oder ≥ 110 diastolisch
keine Risikofaktoren	durchschnittliches Risiko	durchschnittliches Risiko	leicht erhöhtes Risiko	mäßig erhöhtes Risiko	stark erhöhtes Risiko
1–2 Risikofaktoren	leicht erhöhtes Risiko	leicht erhöhtes Risiko	mäßig erhöhtes Risiko	mäßig erhöhtes Risiko	sehr stark erhöhtes Risiko
3 oder mehr Risikofaktoren oder Diabetes mellitus oder metabolisches Syndrom	mäßig erhöhtes Risiko	stark erhöhtes Risiko	stark erhöhtes Risiko	stark erhöhtes Risiko	sehr stark erhöhtes Risiko
manifeste Herz-Kreislauf-Erkrankung	sehr stark erhöhtes Risiko	sehr stark erhöhtes Risiko	sehr stark erhöhtes Risiko	sehr stark erhöhtes Risiko	sehr stark erhöhtes Risiko

Alter, Geschlecht und Gene

Alter und Geschlecht können nicht beeinflusst werden. So müssen Sie hinnehmen, dass bei Männern ab dem 55. und bei Frauen ab dem 65. Lebensjahr das Risiko für Bluthochdruck ansteigt. Auch eine familiäre Veranlagung zu Bluthochdruck ist in Studien nachgewiesen worden: Wenn eines oder beide Elternteile an Bluthochdruck leiden, kann sich das Hochdruckrisiko für den Nachwuchs verdreifachen. Allerdings tragen ein gesunder Lebensstil, ausgewogene vollwertige Ernährung und viel Bewegung dazu bei, dass der Einfluss der genetischen Prägung abgeschwächt wird.

Übergewicht

> **!** Wer übergewichtig ist, leidet auch oft unter Bluthochdruck.

Jeder Zweite mit Bluthochdruck hat Übergewicht, jeder zweite Übergewichtige hat Bluthochdruck. Mit zunehmendem Übergewicht bis hin zur Fettleibigkeit (Adipositas) – ablesbar am Body-Mass-Index (BMI) – steigt das Risiko für Diabetes, Bluthochdruck, Herzerkrankungen und den Schlaganfall deutlich an. Im Vergleich zu Normalgewichtigen (BMI 18,5 bis 21,9) verzehnfacht sich das Diabetesrisiko bei stark Übergewichtigen (BMI höher als 35).

> **!** Body-Mass-Index (BMI) = Körpermasse (kg) : Körpergröße (m²)

Übergewicht ist fast immer die Folge falscher und einseitiger Ernährung kombiniert mit zu wenig körperlicher Bewegung. Nur im Ausnahmefall kommt es durch organische Störungen oder Krankheit zur übermäßigen Fettansammlung. Die gute Nachricht ist, dass Sie in den meisten Fällen sehr viel selbst tun können, um Ihr persönliches Wohlfühlgewicht zu erreichen und dauerhaft zu halten.

Bei einem BMI von mehr als 30 sollten Sie ernsthaft darüber nachdenken, das Körpergewicht mit geeigneten, am besten ärztlich kontrollierten Maßnahmen zu verringern. Gleiches gilt für BMI-Werte von 25 bis 30, wenn bei Ihnen Risikofaktoren wie Diabetes, Bluthochdruck oder Fettstoffwechselstörungen vorliegen.

Bewegungsmangel

Bewegungsmangel ist einer der wichtigsten Risikofaktoren für Herz-Kreislauf-Erkrankungen und viele andere Gesundheitsprobleme, beispielsweise Rückenschmerzen. Zahlreiche Studien weisen nach, dass Sie durch gezielte Bewegungs- und Trainingsprogramme Übergewicht und Bluthochdruck vorbeugen und bereits vorliegende Beschwerden bessern können. Durch ein Bewegungstraining erhöht sich Ihre körperliche Leistungsfähigkeit. Training und Bewegung sind die Erfolgsrezepte – nicht objektiv erzielte größere Kraft, sondern Ausdauer oder Beweglichkeit.

Bewegung stärkt die Überzeugung, die eigenen Probleme selbst beeinflussen zu können – werden Sie aktiv! Jede Bewegungsform und Trainingsart (außer reiner Kraftsport) ist erfolgreich: Walking, Radfahren, Schwimmen, Ausdauertraining, Gymnastik und, und, und …

Rauchen

Die Fakten sind klar: Zigarettenrauch setzt ein ganzes Arsenal hochgiftiger Stoffe frei, wirkt suchterzeugend (vor allem „Light"-Zigaretten) und lebensverkürzend. Daran ist nicht zu rütteln. Rauchen ist ein Risikofaktor für mehr als 40 Krankheiten. Raucher können nicht nur an Lungenkrebs erkranken, sondern sind auch für Kehlkopf-, Mundhöhlen-, Speiseröhren-, Magenkrebs sowie Blasen- und Bauchspeicheldrüsenkrebs besonders disponiert. Das Risiko für Herz und Kreislauf (Durchblutungsstörungen bis zum Raucherbein, Herzinfarkt, Schlaganfall) sowie für Atemwegserkrankungen (chronische Bronchitis, COPD) ist hoch: Jeder zweite Raucher stirbt an den Folgen des Rauchens – und die Lebenserwartung von Rauchern ist durchschnittlich um acht Jahre kürzer! Und wenn Sie bereits an einem hohen Blutdruck leiden: Das Rauchen nur einer Zigarette führt innerhalb weniger Sekunden zu einem Blutdruckanstieg. Am wichtigsten ist es daher, das Rauchen aufzugeben.

> **!** Das Rauchen nur einer Zigarette führt innerhalb weniger Sekunden zum Blutdruckanstieg.

Cholesterinwerte

> ⚠ Erhöhte Cholesterin- und Homocysteinspiegel können zu massiven Schäden an den Gefäßwänden beitragen.

Erhöhte Cholesterinspiegel können zu massiven Schäden an den Gefäßwänden beitragen. Man unterscheidet primäre und sekundäre Fettstoffwechselstörungen: Entweder ist die Störung genetisch verursacht (primär) oder Folge (sekundär) eines ungesunden Lebensstils oder anderer Erkrankungen, auch arzneimittelbedingt. Die Messung der Blutfettwerte kann zur Beurteilung von Fettstoffwechselstörungen hilfreich sein. Liegt Ihr Gesamtcholesterinwert über 200 mg/dl (Milligramm pro Deziliter), sollten Sie den Wert kurzfristig erneut kontrollieren lassen. Im nächsten Schritt werden zusätzlich die LDL- und HDL-Werte bestimmt und bewertet (optimal/wünschenswert/grenzwertig/hoch). Dann wird nach Anzeichen für eine bestehende Arteriosklerose gesucht (Gefäßerkrankung, Diabetes), anschließend nach Risikofaktoren gefragt (Rauchen, Bluthochdruck, niedrige HDL-Werte, Alter). Mit all diesen Informationen erstellt der Arzt Ihr persönliches Herz-Kreislauf-Risikoprofil.

Basis aller risikomindernden Maßnahmen ist die Veränderung eines ungesunden Lebensstils: Hierzu gehören die Erhaltung des gesunden Körpergewichts oder Gewichtsabnahme bei

---

Lipidwerte im Blut

In den letzten Jahrzehnten ist die Aussagekraft bzw. der Vorhersagewert der Lipidwerte für Herz-Kreislauf-Risiken zunehmend in Frage gestellt worden. Tatsächlich hat sich gezeigt, dass die HDL- und LDL-Cholesterinwerte eine viel geringere Bedeutung für die Arteriosklerose haben, als behauptet wird. In vielen Studien erwies sich der Gesamtcholesterinwert als aussagekräftiger.

- Cholesterin (Gesamtcholesterin) ≤ 200 mg/dl (wünschenswert)
- HDL-Cholesterin ≥ 35 mg/dl (wünschenswert)
- LDL-Cholesterin < 100–129 mg/dl (optimal), 130–159 (grenzwertig), > 160 (hoch)
- Triglyzeride ≤ 150 mg/dl (normal)

Übergewicht, vermehrte körperliche Aktivität, Vermeidung von Nikotin und mäßiger Alkoholkonsum. Alle Blutfettwerte (Gesamt-, LDL-, HDL-Cholesterin, Triglyzeride) lassen sich durch konsequent gesunde Ernährung günstig beeinflussen (herzgesunde Ernährung, Mittelmeer-, Ostasienkost). Wie das gelingt, lesen Sie im zweiten Teil dieses Buches ab S. 84.

Diabetes mellitus

Wenn Sie längere Zeit mit hohen Cholesterinwerten und Übergewicht leben, laufen Sie Gefahr, zuckerkrank zu werden. Ist der Blutzucker nicht gut eingestellt, steigen die Lipidwerte deutlich an. Umgekehrt sind Menschen mit Übergewicht, Bluthochdruck und erhöhten Lipidwerten für einen Typ-2-Diabetes prädestiniert.

Es geht nicht um nur einen Risikofaktor. Unterschiedliche Faktoren beeinflussen sich gegenseitig und potenzieren sich. So wird davon ausgegangen, dass Diabetes wiederum ein starker Risikofaktor für Arteriosklerose, Herzinfarkt und Schlaganfall ist. Tatsächlich sterben Diabetiker dreimal häufiger an Herzinfarkt als Gesunde. Hohe Blutzuckerwerte fördern zudem die Ablagerung von Cholesterin an den großen herz- und hirnversorgenden Arterien. Noch eindeutiger ist der Zusammenhang mit Erkrankungen der kleinen Herz- und Hirnarterien: Hier kommt es rasch zur bindegewebsartigen Verdickung der Blutgefäßwände, dann zur Einengung (Stenose) und schließlich zum Verschluss.

Diabetes allein, ohne weitere Risikofaktoren, erhöht das Schlaganfallrisiko bereits um das Zwei- bis Dreifache. Das Risiko, an koronarer Herzkrankheit (KHK) zu sterben, ist 3,5-fach höher als bei Nicht-Diabetikern. Jährlich erblinden in Deutschland rund 8000 Menschen mit Typ-2-Diabetes. Bei rund 35.000 wird wegen Nerven- und Gefäßschädigungen eine Amputation von Gliedmaßen nötig. Ähnlich wie bei Arteriosklerose und Bluthochdruck macht auch der Diabetes zunächst keine Beschwer-

> **!** Diabetes ist ein Risikofaktor für Arteriosklerose, Herzinfarkt und Schlaganfall – und umgekehrt.

den. Normalerweise liegt der Blutzuckerspiegel morgens vor dem Frühstück (nüchtern) unter 120 mg/dl und steigt nach dem Essen nicht über 180 mg/dl an.

> **Zu viel Zucker im Blut?**
> Wird nicht genügend Zuckerhormon (Insulin) produziert, wie das bei Typ-2-Diabetes vorkommt, steigt der Zuckergehalt im Blut an. Der Organismus ist nicht mehr in der Lage, Glukose (Zucker) zu verarbeiten: Es kommt zum Blutzuckeranstieg (Hyperglykämie). Nur ein kleiner Teil dieses Zuckers wird mit dem Harn ausgeschieden.
> Bei einem Verdacht auf diabetische Stoffwechsellage (Übergewicht, Durst, ständiger Harndrang, vor allem mehrmals nachts) besorgen Sie sich in der Apotheke Teststäbchen. Ist in Ihrem Urin zu viel Glukose, färbt sich das Messfeld nach dem Eintauchen dunkel. In diesem Fall sollten Sie umgehend einen Arzt aufsuchen.
> - Nüchternblutzuckerwerte von 102–125 mg/dl gelten als Bluthochdruck-Risikofaktor.
> - Bei Nüchternblutzuckerwerten über 126 mg/dl nach wiederholter Messung oder Blutzuckerwerten über 198 mg/dl nach dem Essen liegt der Risikofaktor Diabetes vor.
> - Abnorme Werte bei Zuckerbelastung (Glukosetoleranztest) gelten als Bluthochdruck-Risikofaktor.

Metabolisches Syndrom

Das metabolische Syndrom (Syndrom X) wird als Risikofaktor für Herz-Kreislauf-Erkrankungen (koronare Herzkrankheit, Herzinfarkt, Schlaganfall) eingestuft. Es handelt sich dabei um ein tödliches Quartett aus Übergewicht, Diabetes, Fettstoffwechselstörung und Bluthochdruck. Erste Voraussetzung des metabolischen Syndroms ist das ausgeprägt bauchbetonte Fettdepot.

Zu viel Insulin im Blut (Hyperinsulinämie) gilt als indirekter Nachweis der schlechten Insulinempfindlichkeit der Körpergewebe (Insulinresistenz) und als Marker des metabolischen Syn-

!
Das metabolische Syndrom ist eine Kombination unterschiedlicher Risikofaktoren. Am Anfang steht meist zu viel Bauchfett.

droms, mit zwei- bis dreifach erhöhtem Herz-Kreislauf-Risiko – zusätzlich zu anderen Risikofaktoren wie Rauchen, Alter, Geschlecht u. a.

Unter dem komplexen Stoffwechselchaos leiden Organe, Drüsen und das Nervensystem, vor allem aber die Blutgefäße: Das Blut wird dicker, die Elastizität der Gefäße nimmt ab, die Neigung zu Fettablagerungen und Entzündungsvorgängen in Gefäßen nimmt zu – ebenso das Risiko durch Bluthochdruck und Arteriosklerose. Darüber hinaus kann die zentrale Steuerung von Hunger, Sättigung und Appetit verändert sein.

Der „Wohlstandsbauch" ist keineswegs nur ein harmloses Statussymbol, sondern eine tickende Zeitbombe für bedrohliche chronische Erkrankungen. Etwa 40 Prozent der deutschen Männer haben die Risikoschwelle für ein metabolisches Syndrom mit einem Bauchumfang von mehr als 102 cm bereits überschritten.

Metabolisches Syndrom
Übergewicht: Bauchumfang größer als 102 cm (Männer)/88 cm (Frauen) plus zwei der folgenden drei Risikofaktoren:
- bereits vorhandener Diabetes oder Nüchternblutzuckerwerte höher als 110 mg/dl
- Fettstoffwechselstörung Dyslipidämie: Triglyzeride über 150 mg/dl, HDL-Cholesterin unter 40 mg/dl (Männer)/50 mg/dl (Frauen)
- Bluthochdruck: Blutdruck höher als 135 mmHg systolisch und 85 mmHg diastolisch

Bestimmen Sie Ihr persönliches Risiko

Mit dem nachfolgenden Test der Deutschen Herzstiftung können Sie Ihr persönliches Herz-Kreislauf-Risiko abschätzen. Vielleicht werden Sie bei dieser Gelegenheit auf Lebensstilfaktoren aufmerksam, die Sie Ihrer Gesundheit zuliebe verändern wollen.

Testen Sie Ihr persönliches Herz-Kreislauf-Risiko

1. Familiäres Risiko: Sind Herzinfarkt oder Schlaganfall bei Verwandten ersten Grades (Eltern, Geschwister, Kinder) aufgetreten?

- ☐ unter 55 Jahre — 3 Punkte
- ☐ unter 70 Jahre — 2 Punkte
- ☐ nein — 0 Punkte

2. Rauchen Sie?

- ☐ nein — 0 Punkte
- ☐ weniger als 20 Zigaretten pro Tag — 3 Punkte
- ☐ mehr als 20 Zigaretten pro Tag — 4 Punkte
- ☐ Rauchen plus Antibabypille? — 5 Punkte

3. Körpergewicht: Bestimmen Sie Ihren BMI (Body-Mass-Index). Körpergewicht in kg : (Größe in m x Größe in m) = BMI (Beispiel: 75 kg : [1,80 x 1,80 m] = 23,15)

- ☐ kleiner als 25 — 0 Punkte
- ☐ 25 bis 30 — 1 Punkt
- ☐ größer als 30 — 5 Punkte

4. Ernährung I: Wie oft pro Woche essen Sie fettarm?

- ☐ fast immer — − 2 Punkte
- ☐ häufig — − 1 Punkt
- ☐ eher nein — 0 Punkte

5. Ernährung II: Wie oft pro Woche essen Sie fettreich?

- ☐ fast immer — 2 Punkte
- ☐ häufig — 1 Punkt
- ☐ eher nein — 0 Punkte

6. Bewegung: Wie oft bewegen Sie sich regelmäßig mindestens 20 Minuten?

- ☐ ein- bis zweimal pro Woche — − 1 Punkt
- ☐ ein- bis dreimal pro Monat — 0 Punkte
- ☐ weniger als einmal pro Monat — 1 Punkt

▶▶

7. Cholesterin: Wie hoch ist Ihr Cholesterin-Gesamtwert?
- ☐ nicht bekannt — 1 Punkt
- ☐ bis 200 mg/dl — 0 Punkte
- ☐ 200–280 mg/dl — 1,5 Punkte
- ☐ höher als 280 mg/dl — 3 Punkte

8. Blutdruck: Wie hoch ist ihr Blutdruck?
- ☐ nicht bekannt — 1 Punkt
- ☐ unter 140/90 mmHg — 0 Punkte
- ☐ 140–160/90 mmHg — 0,5 Punkte
- ☐ 160 mmHg systolisch — 3 Punkte
- ☐ 90 mmHg diastolisch — 2 Punkte

9. Diabetes: Haben Sie erhöhte Blutzuckerwerte?
- ☐ nicht bekannt — 1 Punkt
- ☐ nein — 0 Punkte
- ☐ ja, ohne Medikamente — 3 Punkte
- ☐ ja, mit Medikamenten — 4 Punkte
- ☐ Insulinpflicht — 4 Punkte

10. Leiden Sie unter Stress und Zeitdruck?
- ☐ nein/manchmal — 0 Punkte
- ☐ häufig — 2 Punkte
- ☐ andauernd — 3 Punkte

11. Beschwerden: In der Brust, zum Hals oder in einen Arm ausstrahlend?
- ☐ nein — 0 Punkte
- ☐ nur bei körperlicher Belastung — 5 Punkte
- ☐ bei Stress/manchmal — 3 Punkte
- ☐ in Ruhe/nach Belastung — 2 Punkte

12. Brustbeklemmung: Haben Sie bereits einmal länger als fünf Minuten anhaltende druckartige Beschwerden im Brustkorb verspürt?
- ☐ ja — 5 Punkte
- ☐ nein — 0 Punkte

Auswertung
Für jede Frage wird jeweils einmal die höchste erreichte Punktzahl addiert. Bei Antworten mit einem Minuszeichen wird die entsprechende Punktzahl abgezogen. Die Summe ergibt Ihr persönliches Risiko.

0–2 Punkte: Herzlichen Glückwunsch! Ihr Risiko für Herz-Kreislauf-Erkrankungen ist unterdurchschnittlich. Weiter so!

3–4 Punkte: Ihr Risiko ist durchschnittlich. Versuchen Sie beeinflussbare Risikofaktoren auszuschalten: Rauchen, Übergewicht, Bewegungsmangel, ungesunde Ernährung.

5–8 Punkte: Ihr Risiko ist erhöht. Lassen Sie sich von Ihrem Arzt über Strategien zur Verminderung Ihres Risikos beraten und achten Sie auf Ihren Lebensstil.

mehr als 8 Punkte: Ihr Risiko ist deutlich erhöht! Sprechen Sie umgehend mit Ihrem Arzt, wie Ihr erhöhtes Risiko für Herzinfarkt und Schlaganfall gesenkt werden kann. Ein gesunder Lebensstil ist besonders empfehlenswert.

Je höher Ihr Lebensalter ist, desto größer ist Ihr Ausgangsrisiko – auch ohne Risikofaktoren. Besonders ungünstig ist die Risikofaktoren-Kombination Rauchen, erhöhte Blutfettwerte und erhöhter Blutdruck. Das Risiko für Herzinfarkt und Schlaganfall ist dann 11-fach erhöht!

Den Blutdruck richtig messen

Die Blutdruckmessung mag heutzutage als simple Sache erscheinen, tatsächlich aber vergingen mehr als 200 Jahre, bis alle Einzelheiten der Methode geklärt und die richtigen Geräte entwickelt waren. Die korrekte Blutdruckmessung liefert nicht nur einen wichtigen physiologischen Körperwert, sondern ist auch Grundlage der Diagnostik des Bluthochdrucks. Zudem können Sie durch Blutdruckmessung die Behandlung mit Blutdrucksenkern kontrollieren sowie Ursachen und Risiken des Bluthochdrucks beurteilen.

> **200 Jahre Blutdruckmessung**
> 1733: Dem englischen Geistlichen Stephen Hales gelingt die erste direkte Blutdruckmessung (beim Pferd).
> 1855: Der deutsche Physiologe Karl von Vierordt entwickelt ein Druckregistriergerät (Sphygmograf).
> 1881: Der österreichische Pathologe Karl Ritter von Basch erfindet das erste Sphygmomanometer zur indirekten Blutdruckmessung.
> 1896: Der Turiner Kinderarzt Scipione Riva-Rocci stellt eine pneumatische Armmanschette für ein Quecksilber-Sphygmomanometer vor, zur indirekten (palpatorischen) Messung des systolischen Blutdrucks „nach RR" (Riva-Rocci).
> 1905: Der russische Arzt Nikolai Sergejewitsch Korotkow entdeckt die nach ihm benannten Geräusche, die bei Dekompression der Manschette in der Ellenbeuge gehört werden können (auskultatorisch). Seit mehr als 100 Jahren ist die von Riva-Rocci und Korotkow beschriebene Methode der Blutdruckmessung in der Medizin etabliert.
> 1906: Heinrich von Recklinghausen schlägt die Verwendung einer 10 cm breiten Manschette vor, die die Messgenauigkeit wesentlich verbessert, und schafft in den 1930er-Jahren die mathematischen Grundlagen der oszillometrischen Blutdruckmessung (z. B. Blutdruckmessung am Handgelenk).

Messmethoden

Man unterscheidet die direkte und indirekte arterielle Blutdruckmessung. Bei der direkten Methode wird der Blutdruck in der Arterie selbst gemessen – ein Verfahren, das nur in der Klinik für spezielle Zwecke benutzt wird (z. B. Operation, Intensivmedizin). In der medizinischen Praxis hat sich weltweit die indirekte Blutdruckmessung an der Oberarmarterie durchgesetzt. Hier ein Überblick über die gebräuchlichsten Methoden.

Indirekt auskultatorisch Hierzu wird eine aufblasbare Manschette am Oberarm angelegt, die mit einem Druckmessgerät (Manometer) verbunden ist. Die Manschette ist etwa zwölf bis 13 cm breit und 24 cm lang und eignet sich für Oberarmumfänge von 24–35 cm. Bei dickerem Oberarm (z. B. Fettleibigkeit) benötigt man eine breitere und längere, bei dünnerem Oberarm (z. B. Kinder, Ältere) eine kleinere Manschette, um korrekte Messwerte zu bekommen. Bei der Blutdruckmessung muss sich die Manschette auf Herzhöhe befinden. Mit dem Stethoskop werden an der Armarterie die für den systolischen und diastolischen Druck typischen Geräusche abgehört (Auskultation, von lateinisch *auscultare* „horchen"): Bei langsam nachlassendem Manschettendruck fällt ein erstes Geräusch (Korotkow-Geräusche) auf, das dem systolischen Druck entspricht – das Verschwinden des Geräusches wird dem diastolischen Druckwert zugeordnet. Beim Arzt und in der Klinik wird Ihr Blutdruck meist indirekt auskultatorisch gemessen.

Indirekt palpatorisch Hier wird nicht das Geräusch der Pulswelle über der Arterie abgehört, sondern die bei nachlassendem Manschettendruck auftretende Pulswelle am Handgelenk getastet (Palpation, von lateinisch *palpare* „schmeicheln") und der zugehörige systolische Blutdruckwert abgelesen. Der diastolische Wert kann nicht bestimmt werden. Die palpatorische Blutdruckmessung wird beispielsweise im Rettungsdienst benutzt.

Indirekt oszillometrisch Dieses Verfahren beruht auf der mathematischen Analyse von Schwingungsmustern der Gefäßwand, die bei nachlassendem Manschettendruck entstehen und auf die Druckmanschette übertragen werden. Integrierte Elektronik übernimmt in modernen oszillometrischen Messgeräten die Berechnung des systolischen und diastolischen Druckwertes sowie der Pulsfrequenz. Oszillometrische Handgelenksgeräte sind mitt-

Den Blutdruck richtig messen

lerweile weit verbreitet und eignen sich zur Selbstmessung des Blutdrucks. Die Messgenauigkeit ist allerdings nicht so gut wie bei der auskultatorischen Messung. Auch hier muss sich die Manschette (am Handgelenk) bei der Messung in Herzhöhe befinden, um verlässliche Werte zu bekommen.

> Oszillometrische Handgelenksgeräte sind weit verbreitet und eignen sich zur Selbstmessung des Blutdrucks.

Achtung Messfehler!
Messgeräte sollten ein Prüfsiegel (am besten von der Deutschen Hochdruckliga) besitzen und geeicht sein. Nicht richtig kalibrierte oder ungeeignete Geräte sowie unpassende Manschetten können Messfehler verursachen. Zu schmale Manschetten messen zu hohe, zu breite Manschetten zu niedrige Werte. Weitere Fehler sind die zu geringe Anzahl von Messungen oder zu hohe Druckablassgeschwindigkeit. In belastenden und ungewohnten Situationen wird der arterielle Druck zwar korrekt gemessen, entspricht aber nicht der individuell durchschnittlichen Blutdruckhöhe, sondern ist meist zu hoch.

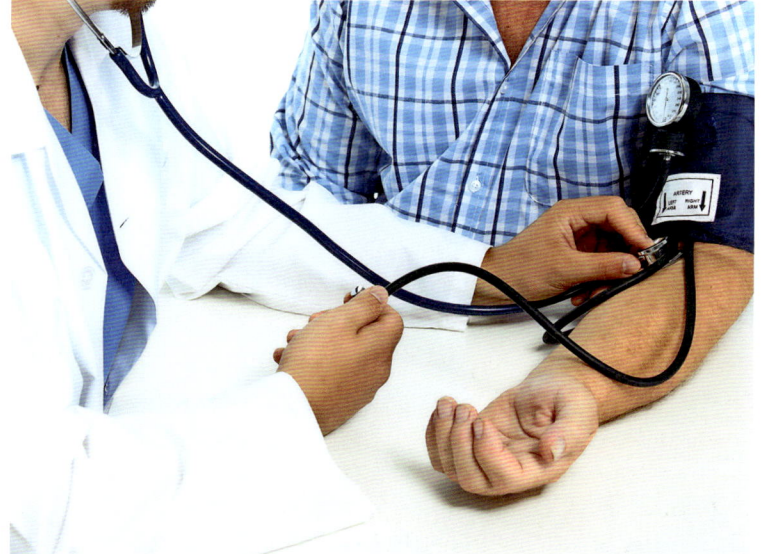

Ihr Messgerät sollte ein Prüfsiegel besitzen und geeicht sein.

Regeln für die richtige Blutdruckmessung

- Die Messung sollte nach fünfminütiger Ruhe in einem stillen Raum erfolgen.
- Sprechen Sie nicht während des Messvorgangs.
- Die erste Messung sollte an beiden Armen durchgeführt werden. Weitere Messungen werden dann grundsätzlich an dem Arm mit dem höheren Wert vorgenommen.
- Benutzen Sie für die Blutdruckmessung immer denselben Arm, auch für die Selbstmessung zu Hause.
- Legen Sie die Manschette immer auf der Haut des Oberarms (nicht auf der Kleidung) an. Der untere Rand der Manschette sollte etwa zwei Zentimeter über der Ellenbeuge liegen.
- Die Manschette muss sich während der Messung auf Herzhöhe befinden. Dies ist besonders wichtig, wenn Sie zu Hause mit einem automatischen Gerät am Unterarm oder Handgelenk messen.
- Benutzen Sie eine geeignete Manschette: eine größere bei großem Armumfang, eine kleinere bei Kindern oder kleinem Armumfang.
- Der Arm darf nicht gebeugt oder angewinkelt sein.
- Pumpen Sie die Manschette hoch genug auf und lassen Sie die Luft langsam (2–3 mmHg pro Sekunde) ab.
- Achten Sie bei auskultatorischer Blutdruckmessung auf die Korotkow-Geräusche zur korrekten Bestimmung der systolischen und diastolischen Werte.
- Messungen am Handgelenk sollten am linken Handgelenk vorgenommen werden (vorher Armbanduhr oder Schmuck ablegen). Das Display des Messgerätes liegt auf der Unterarminnenseite mit der Oberkante etwa einen Zentimeter von der Handgelenkslinie entfernt.
- Lassen Sie zwischen aufeinander folgenden Messungen eine Pause von mindestens einer Minute.

- Lassen Sie sich bei der Messung zu Hause von einem einzelnen hohen Wert nicht irritieren, messen Sie nicht ständig nach.
- Viele Menschen sind beim Arztbesuch aufgeregt, dadurch steigt der Blutdruck an. Das heißt nicht, dass Sie Bluthochdruck haben! Messen Sie zu Hause in Ruhe nach.
- Führen Sie ein Blutdrucktagebuch.

Wann und wie messen?

Nur wenn Sie Ihren Blutdruck korrekt messen, kann Ihr Bluthochdruck auch erfolgreich behandelt werden. Egal mit welchem Instrument Sie messen, es sollte geeicht sein und richtig verwendet werden. Entscheiden Sie sich im Zweifel lieber für die auskultatorische Methode, da oszillometrische Geräte ungenauer messen. Den Blutdruck sollten Sie grundsätzlich im Sitzen nach fünf Minuten Ruhe messen – mindestens zweimal.

Bei Gelegenheit messen Wenn Sie in der Apotheke einkaufen, nutzen Sie die Gelegenheit zur Blutdruckmessung. Auch beim Arztbesuch oder beim Facharzt sollten Sie immer den Blutdruck kontrollieren lassen. Wenn Sie ab und zu Ihren Blutdruck selbst messen oder messen lassen, leisten Sie einen wichtigen Beitrag zur Vorbeugung von Herz-Kreislauf-Erkrankungen.

Beim Arzt messen lassen Bei erstmaliger Untersuchung wird Ihr Arzt den Blutdruck am linken und rechten Arm messen. Die Werte können sich unterscheiden. Wiederholte Blutdruckmessungen wird er dann an dem Arm mit dem höheren Wert vornehmen. Zeigt sich eine auffällige Seitendifferenz von 10–20 mmHg, wird der Arzt weitere Untersuchungen vorschlagen, um krankhafte Gefäßveränderungen auszuschließen. Zusätzlich sollte er auch den Blutdruck an den Beinen überprüfen. Bei Gesunden ist der systolische Blutdruck an den Beinen etwas höher als an den Armen. Wenn Sie anfällig für niedrigen Blutdruck sind – etwa bei Lagewechseln wie Liegen/Sitzen/Stehen – wird

> Die Blutdruck-Selbstmessung hilft, Krankheiten vorzubeugen.

> **!** Nutzen Sie die Möglichkeit zur Blutdruckselbstmessung.

Ihr Arzt den Blutdruck auch nach dem Wechsel in die Standposition bestimmen.

Zu Hause selbst messen Die technische Entwicklung hat preisgünstige, einfach anwendbare und vollautomatische Blutdruckmessgeräte möglich gemacht. In Millionen deutscher Haushalte sind solche Geräte zur Selbstmessung des Blutdrucks vorhanden. Nutzen Sie die Möglichkeit zur Blutdruckselbstmessung und legen Sie sich ein solches Gerät zu, wenn Sie noch keines haben. Sie können sich dann rasch über Ihren aktuellen Blutdruckwert informieren.

Darüber hinaus können Sie die Selbstmessung zur Kontrolle von Behandlungen, die Sie selbst durchführen oder vom Arzt verordnet werden, einsetzen. Selbst gemessene Blutdruckwerte, die Sie in einem Protokoll notieren oder vom Gerät gespeichert werden, ergänzen die Messungen in der ärztlichen Praxis. Das liefert wichtige Zusatzinformationen über den Verlauf einer Erkrankung oder den Erfolg der Therapie. Auch im Urlaub oder auf Reisen ist die Blutdruckselbstmessung sehr nützlich – insbesondere wenn Sie an Bluthochdruck leiden und Blutdrucksenker einnehmen müssen.

Messen Sie Ihren Blutdruck tagsüber, mindestens drei Tage lang. Messen Sie jeweils morgens (6 bis 8 Uhr) und abends (18 bis 20 Uhr) unter gleichen Bedingungen. Führen Sie jeweils zwei Messungen im Abstand von zwei bis drei Minuten durch. In der Regel sind die Blutdruckwerte morgens deutlich höher als die am Abend gemessenen Werte. Wenn Sie mit Blutdrucksenkern behandelt werden, zeigt der Blutdruck direkt nach dem Aufstehen vor der nächsten Medikamentendosis gleichfalls Höchstwerte, da die Wirkung der Medikamente über Nacht nachgelassen hat.

Wenn sich die selbst gemessenen Blutdruckwerte von denen beim Arzt unterscheiden

Die selbst gemessenen Blutdruckwerte unterscheiden sich normalerweise von den beim Arzt gemessenen Werten. Das ist kein Grund zur Beunruhigung. Beim Arzt wird der gemessene Blutdruck in der Regel höher sein (um etwa 5 mmHg). Der häufigste Grund ist, dass Sie bei einem Arztbesuch leicht aufgeregt oder besorgt sind. Dieses Phänomen kennen Sie vielleicht als „Weißkittel-Hypertonie" oder „Sprechstunden-Bluthochdruck". Wenn Ihre selbst gemessenen Werte unter 130/80 mmHg liegen, Ihr Arzt aber konstant höhere Werte misst (ohne dass Hinweise auf eine Organschädigung vorliegen), bringt eine ambulante 24-Stunden-Blutdruckmessung Klarheit. Unnötige Medikamentenverordnungen lassen sich so vermeiden.

Ambulante 24-Stunden-Blutdruckmessung

Ein kleines tragbares Gerät, mit Elektromotor, Schlauchverbindung und (unter der Kleidung angelegter) Manschette, kann den Blutdruck rund um die Uhr messen. Das Gerät misst den Blutdruck (auskultatorisch mit Mikrofon oder oszillometrisch) 60–70-mal während 24 Stunden. Es erfasst die durchschnittliche Blutdruckhöhe, Blutdruckanstiege und Blutdruckschwankungen in unterschiedlichen Lebens- und Belastungssituationen. Alle gespeicherten Blutdruckwerte können nach der 24-stündigen Messung auf den Computer übertragen, protokolliert und ausgedruckt werden. Üblicherweise wird das Gerät in der Zeit von 6 Uhr früh bis 22 Uhr auf vier Messungen pro Stunde und in den Nachtstunden von 22 Uhr bis 6 Uhr auf eine Messung pro Stunde eingestellt. Zeitabstände für Blutdruckmessungen können für bestimmte Berufsgruppen (Schicht- oder Nachtarbeiter) individuell programmiert werden. Meist sind die nächtlichen Blutdruckwerte um zehn Prozent niedriger als die durchschnittlichen Tageswerte – dies ist nicht der Fall bei schwerem Bluthochdruck und bei Unwirksamkeit einer tagsüber wirksamen Blutdruckpille.

Die Vorteile der 24-Stunden-Blutdruckmessung sind die Unabhängigkeit der Blutdruckmessung von Umgebungsbedingungen, keine Beeinflussung durch den Arzt und Informationen über Belastungen des Kreislaufs im Beruf. Das Gerät arbeitet leise und wiegt nur etwa 200–400 Gramm. Außer Schwimmen ist jede körperliche Tätigkeit inklusive Geschlechtsverkehr möglich. Die Langzeitmessung eignet sich auch zur Erfolgskontrolle einer blutdrucksenkenden Therapie. Die individuelle Blutdruckeinstellung wird dadurch genauer.

Die 24-Stunden-Bludruckmessung ist dann empfehlenswert, wenn trotz mehrfacher Messung die Höhe des tatsächlichen Blutdrucks unklar bleibt oder wenn die selbst und vom Arzt gemessenen Werte stark abweichen. Bei vielen Personen mit Bluthochdruck kann nach einer 24-Stunden-Blutdruckmessung die Dosis des Blutdrucksenkers reduziert oder ein Mittel abgesetzt werden. Die 24-Stunden-Bludruckmessung ist das beste Verfahren, um ein mögliches Herz-Kreislauf-Risiko zu erkennen.

24-Stunden-Blutdruckmessung

Die ambulante 24-Stunden-Blutdruckmessung kann zur Klärung folgender Punkte nützlich sein:
- Verdacht auf Praxis-Hypertonie (auch „Weißkittel-Hypertonie" oder „Sprechstunden-Bluthochdruck")
- Verdacht auf Unwirksamkeit von Blutdrucksenkern
- Beschwerden des zu niedrigen Blutdrucks (Hypotonie) bei Behandlung mit Blutdrucksenkern
- Verdacht auf Bluthochdruckkrisen
- andere Verdachtsdiagnosen

Blutdruck-Kategorien

Um zu beurteilen, ab welcher Höhe Blutdruckwerte zur Gefahr für Herz, Kreislauf und andere Organe werden, hat man sich international auf eine Blutdruck-Klassifikation geeinigt (WHO und nationale Hypertonie-Gesellschaften): Wenn bei mindestens zwei Gelegenheitsblutdruckmessungen an zwei unterschiedlichen Tagen ein systolischer Wert über 140 mmHg und ein diastolischer Wert über 90 mmHg gemessen wird, liegt Bluthochdruck vor. Dies gilt für alle Altersklassen. Die Werte der Blutdruck-Klassifikation beziehen sich grundsätzlich auf Messungen beim Arzt. Für die 24-Stunden-Blutdruckmessung können andere Grenzwerte gelten.

Die Blutdruck-Klassifikation ist willkürlich, aber eine gute Orientierungshilfe in der Praxis. Es gilt: Bluthochdruck ist als die Blutdruckhöhe definiert, ab welcher Diagnostik und Behandlung für Sie Vorteile bringen. Jede Definition der Hypertonie muss Ihr individuelles Herz-Kreislauf-Risiko und mögliche Behandlungsoptionen berücksichtigen!

> **!** Jede Definition der Hypertonie muss Ihr individuelles Herz-Kreislauf-Risiko und Behandlungsoptionen berücksichtigen.

BLUTDRUCK-KATEGORIE	SYSTOLISCH mmHg	DIASTOLISCH mmHg
optimal	< 120	< 80
normal	120–129	80–84
hoch-normal	130–139	85–89
Grad-1-Hypertonie (leicht)	140–159	90–99
Grad-2-Hypertonie (mittelschwer)	160–179	100–109
Grad-3-Hypertonie (schwer)	≥ 180	≥ 110
isolierte systolische Hypertonie	≥ 140	< 90

Die jeweiligen Blutdruckkategorien sind mit unterschiedlichen Risiken für krankhafte Ereignisse am Herz (z. B. Herzinfarkt) und den Hirngefäßen (z. B. Schlaganfall) verbunden. Dies ist besonders wichtig für die Entscheidung, ob und wie Bluthochdruck behandelt werden soll. Ausschlaggebend für die Behandlung von Bluthochdruck ist demnach nicht nur die Zugehörigkeit zu einer Bluthochdruck-Kategorie, sondern auch Ihr individuelles Herz-Kreislauf-Risiko. Dies bedeutet, dass im Einzelfall auch bei normalen oder hoch-normalen Blutdruckwerten eine Therapie angebracht sein kann.

Ergebnisse großer Studien haben gezeigt, dass bei ansteigenden systolischen und diastolischen Werten das Risiko für tödliche Herz-Kreislauf-Komplikationen stetig und exponentiell zunimmt. So steigt bereits im normalen Blutdruckbereich (ab 115 mmHg systolisch und 75 mmHg diastolisch) das Herz-Kreislauf-Risiko linear an. Aus diesem Grund gibt es die Klasse „optimaler Blutdruck", die nicht überdurchschnittlich risikobehaftet ist. Analysen zufolge ist die Herz-Kreislauf-Sterblichkeit in der Klasse „hoch-normaler Blutdruck" bei Frauen 2,5-fach und bei Männern 1,6-fach erhöht (in einem Zeitraum von zehn Jahren).

optimaler Blutdruck Für jedes Lebensalter ist in dieser Blutdruckklasse das Risiko für Herz und Kreislauf sowie Nierenerkrankungen am niedrigsten.

normaler Blutdruck Wer mit zusätzlichen Risikofaktoren (Rauchen, Diabetes u. a.) belastet ist, sollte versuchen, ein normales Blutdruckniveau zu halten.

hoch-normaler Blutdruck In dieser Blutdruckklasse ist das Herz-Kreislauf-Risiko bereits deutlich erhöht. Dies gilt für jedes Lebensalter. Wenn Sie hoch normalen Blutdruck haben, sollten Sie Ihren Blutdruck regelmäßig kontrollieren.

Hypertonie Grad 1–3 Diese Kategorie umfasst Bluthochdruck im Schweregrad 1 bis 3. Bei leichter Hypertonie (Grad 1) sind noch keine Schäden an Organen wie dem Herz, den Gefäßen oder den Nieren nachweisbar. Bei mittelschwerer Hypertonie (Grad 2) liegen meist Organschäden vor: eine Linksherzvergrößerung, Störung der Nierenfunktion, Veränderungen am Augenhintergrund oder eine Arteriosklerose großer Gefäße (z. B. Halsschlagader). Bei schwerer Hypertonie (Grad 3) ist die Gefahr für schwere Komplikationen wie Angina pectoris, Herzinfarkt, Erblindung, Aortenwandaussackung und Schlaganfall am größten.

isolierte systolische Hypertonie In dieser Kategorie ist nur der systolische Wert überdurchschnittlich erhöht (> 140 mmHg), während der diastolische Wert im Normbereich (< 90 mmHg) bleibt. Diese Hochdruckform betrifft häufig ältere Menschen und Typ-2-Diabetiker. Der systolische Blutdruck kann durchaus auf Werte über 180 mmHg steigen, bei gleichbleibend niedrigem diastolischem Wert. Die isolierte systolische Hypertonie ist ein eigenständiges Krankheitsbild und die häufigste Hochdruckform im höheren Lebensalter. Jeder zweite über 65-Jährige hat eine solche Hochdruckerkrankung, zwei Drittel der Betroffenen sind Frauen.

Vorübergehender Bluthochdruck

Wenn mehrfach zu Hause oder in der Arztpraxis erhöhte Blutdruckwerte aufgefallen sind, bedeutet dies nicht, dass Sie bereits an Bluthochdruck leiden. Schätzungsweise jeder Vierte, der in der Arztpraxis den Blutdruck kontrollieren lässt, hat keinen echten Bluthochdruck, sondern eine typischerweise vorübergehende Blutdruckerhöhung (Praxis-Hypertonie). Die Behandlung mit Medikamenten wäre hier gesundheitsschädlich! Auch den umgekehrten Fall gibt es: In der Praxis werden normale Blutdruckwerte gemessen, wobei nicht sicher ist, dass nicht dennoch hochdruckbedingte Organschäden vorliegen („Praxis-Normotonie"). Solche Fragen können in der Regel mit der 24-Stunden-Blutdruckmessung geklärt werden.

Steigt der systolische Blutdruck bei mäßiger körperlicher Belastung (100 Watt) vorübergehend auf über 200 mmHg an, kann ein Belastungshochdruck vorliegen – obwohl die Blutdruckwerte

> **!**
> Schätzungsweise jeder Vierte, der in der Arztpraxis den Blutdruck kontrollieren lässt, hat eine vorübergehende Blutdruckerhöhung.

unter Ruhebedingungen unauffällig sind. Das Risiko für dauerhaften Bluthochdruck ist dann erhöht, möglicherweise auch das Herz-Kreislauf-Risiko.

Vorübergehende Blutdruckerhöhungen treten auch in anderen Fällen auf: bei Schilddrüsenerkrankungen, Wachstumsstörungen (Akromegalie), Östrogenen (Antibabypille), Herzerkrankungen, dickflüssigem Blut, Hirntumoren oder bei akutem Stress und Panikattacken.

Dauerhafter Bluthochdruck

Ein möglicherweise vorliegender (manifester) Bluthochdruck wird dann vermutet, wenn in der Arztpraxis oder Klinik wiederholt (mindestens zweimal) zu verschiedenen Zeitpunkten eindeutig erhöhte Werte gemessen wurden (über 140 mmHg systolisch und/oder über 90 mmHg diastolisch). Wenn auch Ihre selbst gemessenen Werte häufiger erhöht waren, steigt die Wahrscheinlichkeit für die Diagnose Bluthochdruck. Wird der Bluthochdruck relativ spät erkannt, können Organe bereits geschädigt sein.

Bei isolierter systolischer Hypertonie ist der Blutdruck gleichfalls dauerhaft erhöht. Darüber hinaus kommt auch die isolierte diastolische Hypertonie als dauerhafter Bluthochdruck vor, mit diastolischen Werten über 90 mmHg und normalen systolischen Werten (< 140 mmHg). Von dieser Sonderform des Bluthochdrucks sind bevorzugt jüngere Menschen betroffen. Das Risiko für Herzinfarkt und Schlaganfall ist dann gleichfalls erhöht.

Zu niedriger Blutdruck?
Niedriger oder zu niedriger Blutdruck, auch Hypotonie (Hypotension) genannt, kommt in der Blutdruck-Klassifikation nicht vor. Dies mag damit zusammenhängen, dass bei niedrigen Blutdruckwerten kein echtes Herz-Kreislauf-Risiko erkennbar ist – was auf Bluthochdruck definitiv zutrifft. Niedriger Blutdruck bei gesunden Menschen, unabhängig von der Körperposition (Liegen/Sitzen/Stehen), ist harmlos und ein Vorteil für die Gesundheit.

Von Hypotonie wird dann gesprochen, wenn der systolische Blutdruck bei Männern unter 110 mmHg und bei Frauen unter 100 mmHg liegt. Einer Untersuchung aus dem Jahr 1998 zufolge sind etwa drei Prozent der Deutschen betroffen (neuere Daten gibt es nicht). Niedrige Blutdruckwerte werden unter anderem bei Flüssigkeitsmangel vor allem im Alter beobachtet.

Größere Bedeutung hat der lagebedingte Blutdruckabfall, eine Kreislaufregulationsstörung: Bei zu schnellem Aufrichten aus horizontaler Position kann es zu Benommenheit, Schwächegefühl, Zittern, Konzentrationsstörungen, Herzklopfen, hohem Puls, Hautblässe/-kühle, Müdigkeit, diffusem Schwindel und Ohnmachtsneigung kommen. Die Beschwerden entstehen wahrscheinlich durch eine Minderdurchblutung des Gehirns mit sauerstoffreichem Blut. Erreichen die Beschwerden ein bestimmtes Ausmaß, spricht man von orthostatischer Hypotonie. Ursachen und mögliche Therapien sind medizinisch durchaus umstritten. Empfehlungen beschränken sich darauf, viel zu trinken, Ausdauersport zu treiben und Bürstenmassagen Richtung Herz zu machen.

Eine länger bestehende Hypotonie sollte dennoch ärztlich untersucht werden. Die 24-Stunden-Blutdruckmessung kann hier größere Klarheit schaffen. Besteht keine weitere Grunderkrankung, können Menschen mit niedrigem Blutdruck mit einer höheren Lebenserwartung rechnen als Menschen mit Bluthochdruck.

Bluthochdruck erkennen

> ❗ Die Diagnose Bluthochdruck ist meist ein Zufallsbefund.

Hoher Blutdruck verursacht in der Regel keine Beschwerden, nur selten weisen Kopfschmerzen, Ohrensausen oder Nasenbluten auf Bluthochdruck hin. Es lohnt sich also, dass Sie ab und zu den eigenen Blutdruck messen – zu Hause, in der Apotheke oder beim Arztbesuch. Zur Beurteilung einer möglichen Hypertonie benötigen Sie mindestens zwölf Messwerte einer Woche. Der systolische Wert ist bedeutsamer als der diastolische Wert: Die Wahrscheinlichkeit für zukünftige Herz-Kreislauf-Komplikationen nimmt mit der Höhe des systolischen arteriellen Blutdrucks stetig zu.

Von 100 Menschen leiden 15 an hohem Blutdruck – und wissen es meist nicht. Mehr als ein Viertel aller schweren Organkomplikationen nach dem 40. Lebensjahr gehen auf das Konto von Bluthochdruck. Ob Sie mit Bluthochdruck die eigene Gesundheit erhalten, Gesundheitsrisiken vorbeugen und ein hohes Alter erreichen können, hängt von drei Bedingungen ab: rechtzeitige Diagnose, rechtzeitiger Beginn einer Behandlung und Bekämpfung der Hauptrisikofaktoren des hohen Blutdrucks.

Hochdruck-Symptome

Bluthochdruck ist deshalb so gefährlich, weil er kaum Beschwerden verursacht. Wenn Sie bei hohem Blutdruck keine Beschwerden haben, heißt das nicht, dass der Bluthochdruck ungefährlich ist oder nicht behandelt werden sollte.

- 85 Prozent aller Menschen mit leichtem Bluthochdruck haben keine Beschwerden.
- Einzelne Symptome (z. B. Kopfschmerz) treten nur sporadisch auf.
- Mehrere Symptome zeigen sich nur in bestimmten Situationen (z. B. Aufregung, Stress).

Am frühesten reagiert das Herz auf dauerhaften arteriellen Hochdruck. Die linke Herzwand verdickt sich und die Herzkranzgefäße verengen sich. Es kommt zu Beschwerden wie Herzenge (Angina pectoris) und Extraschlägen (Herzrhythmusstörungen). Die Nierenfunktion wird durch krankhafte Gefäßveränderungen beeinträchtigt, und im Harn tauchen Eiweiß und Blut auf. Die Niere verliert zunehmend die Fähigkeit, den Harn zu konzentrieren, und scheidet große Harnmengen aus. Auch Beschwerden, die auf Durchblutungsstörungen im Gehirn hinweisen, kommen vor: Schwindel, Kopfschmerzen und nachlassende Konzentration.

Bluthochdruck-Symptome
- Atemnot bei Belastung (Linksherzschwäche)
- Druck- und Engegefühle in der Brust (Angina pectoris)
- Erektionsstörungen (Impotenz)
- Gesichtsblässe
- Herzrasen und starke Pulsempfindung
- Konzentrationsstörungen
- Kopfschmerzen (besonders nachts und morgens)
- Leistungsminderung
- Nasenbluten (bei sehr starkem Bluthochdruck)
- Nervosität und Gereiztheit
- Ohrensausen
- Schlafstörungen
- Schwindel (bei unveränderter Körperlage)
- Sehstörungen

Ärztliche Diagnostik

Häufig entsteht der Verdacht auf Bluthochdruck bei gelegentlicher Blutdruckmessung während der Sprechstunde. Der Arzt wird dann mit zahlreichen Untersuchungsmethoden herauszufinden versuchen, ob tatsächlich eine arterielle Hypertonie vorliegt. Er kann die Art und den Grad der Hypertonie feststellen und wird nach bereits vorliegenden Folgeschäden am Herz-Kreislauf-System suchen, Begleiterkrankungen und mögliche Ursachen erkunden. Die Hypertoniediagnostik umfasst die Befragung (Anamnese), Blutdruckmessungen, die körperliche Untersuchung sowie weiterführende Untersuchungen und Laboranalysen.

> **Hypertonie-Sprechstunde**
> - ausführliche Befragung (Anamnese)
> - Blutdruckmessung
> - körperliche Untersuchung
> - Blutabnahme
> - Urinprobe
> - Beratung über Lebensstil- und Risikofaktoren

! Lassen Sie sich von Ihrem Arzt umfassend untersuchen.

Befragung Ihr Arzt wird nach aktuellen und länger zurückliegenden Beschwerden, nach vorliegende Erkrankungen und aktuellen Behandlungen fragen, auch ob eine Schwangerschaft vorliegt (Anamnese). Er wird sich nach möglicherweise in der Familie vorgekommenem Bluthochdruck erkundigen. Er wird nach Ihrem Lebensstil und Ihren Ernährungsgewohnheiten fragen: Fett-, Salz-, Lakritz-, Nikotin- und Alkoholkonsum, körperliche Aktivität sowie Stressprobleme, Ihre psychische und soziale Situation. Wichtige Fragen betreffen Herz-Kreislauf-Risikofaktoren: Übergewicht, Diabetes und Bewegungsmangel. Auch über die Anwendung von Medikamenten oder Substanzen wird er sich informieren: Antibabypille, Schilddrüsenhormone, Kortison oder Stimulanzien (Drogen).

Blutdruckmessung Der Blutdruck wird im Sitzen nach fünf Minuten Ruhe gemessen, bei der Erstdiagnostik an beiden Armen und Beinen (siehe Blutdruckmessung S. 38). Die Blutdruckwerte an den Oberschenkeln sind normalerweise 30–40 mmHg höher als an den Armen. Die Seitendifferenz an den Armen darf etwa 10/5 mmHg betragen. Auf Kaffee und Zigaretten vor der Blutdruckmessung sollten Sie verzichten.

Die Diagnose arterielle Hypertonie wird dann gestellt, wenn
- unter Praxisbedingungen mehrfach (mindestens zweimal) ein Wert höher als 140/90 mmHg gemessen wurde,
- der Mittelwert der ambulanten 24-Stunden-Blutdruckmessung höher als 135/85 mmHg ist,
- Blutdruckselbstmessungen mehrfach Werte über 135/85 mmHg ergeben haben und
- der Belastungsblutdruck bei 100 Watt auf über 200/100 mmHg ansteigt.

Körperliche Untersuchung Zunächst werden Sie gewogen und Ihre Körpergröße wird bestimmt. Der Arzt begutachtet Ihre körperliche Erscheinung und prüft eventuelles Übergewicht, die Fettverteilung, die Muskulatur. Er wird Ihre peripheren Pulse an den Armen und Beinen tasten, vor allem an der Halsschlagader (Pulsstatus) – dort kann er auch die Größe der Schilddrüse prüfen. Mit dem Stethoskop kann Ihr Arzt Strömungsgeräusche an den Halsschlagadern erfassen, die Lungen, das Herz und den Bauch abhören (Auskultation). Durch Abklopfen (Perkussion) und Tastung (Palpation) lassen sich die Größenverhältnisse innerer Organe erfassen. Der Bauchraum wird zusätzlich mit Ultraschall untersucht.

Mit der Augenspiegelung wird der Augenhintergrund begutachtet, denn nur hier können Gefäßveränderungen, die Rückschlüsse auf mögliche Organschäden zulassen, direkt beobachtet werden – meist nach Überweisung zum Augenarzt. Zur Beurteilung des Nervensystems wird Ihr Arzt den Kniereflex mit dem Reflexhämmerchen auslösen und im gemeinsamen Gespräch herausfinden, ob möglicherweise Gedächtnis- oder Konzentrationsstörungen auffallen, die evtl. auf eine schlechte Durchblutung im

Gehirn hinweisen könnten. Die Ableitung der elektrischen Herzströme im Elektrokardiogramm (Kurvendarstellung der Herzaktionen im EKG) kann wichtige Informationen für die Blutdruckdiagnose und -behandlung liefern.

Laboranalysen Die Basisdiagnostik im Blutdrucklabor umfasst die Blutkörpersenkungsgeschwindigkeit (BSG), das kleine Blutbild (Erythrozyten, Hämoglobin, Hämatokrit [der Volumenanteil der zellulären Elemente im Blut], Leukozyten, Thrombozyten), die Blutgerinnung (Quickwert), Blutviskosität (Hämatokrit), Mineralstoffe (Kalium, Kalzium), die Nierenwerte (Kreatinin, Harnstoff, Harnsäure), eine Urinanalyse, Schilddrüsenwerte (TSH), den Blutzucker und die Cholesterinwerte.

Weiterführende Untersuchungen Wenn sich aus der Befragung, der körperlichen Untersuchung und der Basisdiagnostik Fragen und Unklarheiten sowie Verdachtsmomente für Organschäden ergeben, können weitergehende Untersuchungen durchgeführt werden: Belastungs-EKG (Fahrradergometer) und Langzeit-EKG sowie Echokardiografie (Herzfunktion), Doppler-/Duplexultraschall

Wenn sich aus der Diagnostik Fragen und Unklarheiten ergeben, können weitergehende Untersuchungen durchgeführt werden, zum Beispiel ein Belastungs-EKG.

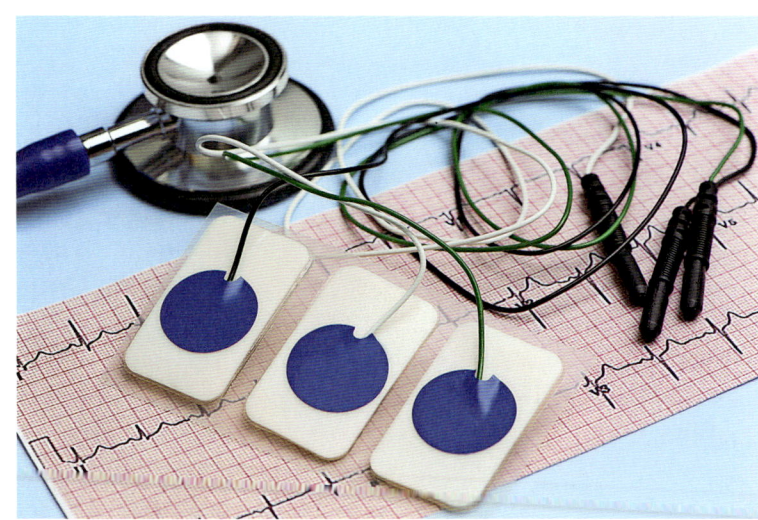

(Gefäßfunktionen), Bauchultraschall (innere Organe: Nieren, Nebennieren, Leber, Bauchspeicheldrüse, Milz) sowie Röntgenaufnahmen des Brustkorbs (Herz, Lungen). Für spezielle Fragestellungen werden die Computertomografie (CT), die Magnetresonanztomografie (MRT) und Katheteruntersuchungen (Angiografie) benutzt.

Normalwerte im Blutdrucklabor

LABORWERT	NORMALWERT	
	MÄNNER	FRAUEN
Blutkörperchensenkungsgeschwindigkeit (BSG)	3–7 mm	4–11 mm
Blutzucker (nüchtern)	65–100 mg/dl (3,5–5,5 mmol/l)	
Cholesterin (gesamt)	≤ 200 mg/dl (5,2 mmol/l)	
Erythrozyten (rote Blutkörperchen)	4,5–5,9 Mill./µl	4,1–5,1 Mill./µl
Hämatokrit	46 Vol.-%	42 Vol.-%
Hämoglobin	14,0–17,5 g/dl	12,3–15,3 g/dl
Harnsäure	3,6–8,2 mg/dl	2,3–6,1 mg/dl
Harnstoff	17–43 mg/dl	
HDL-Cholesterin	≥ 35 mg/dl	
Kalium	3,6–4,8 mmol/l	
Kalzium	8,8–10,2 mg/dl	
Kreatinin	0,67–1,36 mg/dl	0,57–1,17 mg/dl
LDL-Cholesterin	< 160 mg/dl	
Leukozyten (weiße Blutkörperchen)	4000–10.000 Leukozyten/µl	
Quick (Thromboplastinzeit)	70–130 %	
Thrombozyten (Blutplättchen)	140–360 x 10^9/l	
Triglyzeride	≤ 150 mg/dl	
TSH	0,4–4,0 mU/l	

Am häufigsten (etwa 90 bis 95 Prozent der Fälle) wird die Diagnose primäre Hypertonie („essenzielle Hypertonie") gestellt: Bluthochdruck, der durch zahlreiche bekannte Faktoren verursacht wird. In den verbleibenden Fällen von Bluthochdruck liegen meist bestimmte Ursachen vor – hier spricht man von sekundären Hypertonien. Der Schweregrad des Bluthochdrucks wird nach der Blutdruck-Klassifikation (siehe S. 43) bewertet.

Primäre Hypertonie

Die primäre Hypertonie beginnt mit leichter, bevorzugt diastolischer Blutdruckerhöhung ab dem 30. bis 50. Lebensjahr und entwickelt sich mit zunehmendem Alter zum ausgeprägten Bluthochdruck weiter.

Die Diagnose primäre Hypertonie gilt dann als wahrscheinlich zutreffend, wenn

- Bluthochdruck Grad 1 (leichte Hypertonie) mit Blutdruckwerten von 140–159 mmHg systolisch und 90–99 mmHg diastolisch beobachtet wird,
- sich der Bluthochdruck langsam und ohne Beschwerden entwickelt hat,
- die ambulanten 24-Stunden-Blutdruckwerte unauffällig sind,
- der Blutdruck durch Veränderungen des Lebensstils günstig zu beeinflussen ist (Abnehmen, Bewegung, Ernährung),
- niedrig dosierte Blutdrucksenker sehr gut wirksam sind,
- Hinweise auf sekundäre Ursachen für den Bluthochdruck fehlen,
- keine andere Erkrankung wie Diabetes oder Nierenschwäche vorliegt,
- in der Familie Bluthochdruck vorgekommen ist und Risikofaktoren nachweisbar sind (Übergewicht, Bewegungsmangel, Alkoholkonsum, chronischer Stress).

> ! Die meisten Menschen leiden unter primärer Hypertonie.

Sekundäre Hypertonien

Hypertonie mit identifizierbarer Ursache betrifft nur fünf bis maximal zehn Prozent aller Fälle von Bluthochdruck. Deshalb sollte die kostenintensive und oft belastende Suche nach Hochdruckursachen nur bei begründetem Verdacht veranlasst werden.

Die Diagnostik seltener sekundärer Hypertonien gilt dann als angemessen, wenn
- das Alter, die Anamnese, die körperliche Untersuchung oder Laboranalysen Hinweise auf eine sekundäre Hypertonie ergeben,
- Bluthochdruck plötzlich aufgetreten ist (z. B. bei einem Nierengefäßverschluss),
- Bluthochdruck Grad 3 (schwere Hypertonie) mit systolischen Werten über 180 mmHg und diastolischen Werten über 110 mmHg vorliegt,
- nächtlicher Bluthochdruck bemerkbar ist und die ambulanten 24-Stunden-Blutdruckwerte auffällig sind,
- der Bluthochdruck auch mit Dreierkombinationen von Blutdrucksenkern nicht stabil eingestellt werden kann,
- der Blutdruck trotz unveränderter Behandlung mit Blutdrucksenkern weiter deutlich ansteigt.

Am häufigsten werden sekundäre Hypertonien durch krankhafte Veränderung der Nieren, durch Drüsenfunktionsstörungen und seltenere weitere Krankheitsprozesse verursacht.

Nierengewebe-Hypertonie Die häufigste sekundäre Hypertonie entsteht durch zunehmenden Funktionsverlust im Nierengewebe. Zahlreiche, meist entzündliche Nierenerkrankungen können Bluthochdruck auslösen. Laborwertveränderungen, die ambulante 24-Stunden-Blutdruckmessung und die Ultraschalluntersuchung der Nieren verbessern die diagnostische Treffsicherheit.

Nierenarterien-Hypertonie Der Verschluss von Nierenarterien (Nierenarterienstenose) kann Bluthochdruck verursachen. Oft sind arteriosklerotische Gefäßveränderungen nachweisbar, bevorzugt bei kettenrauchenden älteren Männern. Eine seltene angeborene Missbildung der Nierenarterien kann bei Frauen Mitte 30 durch Bluthochdruck bemerkbar werden. Die Diagnose wird mit aufwendiger Bildgebung (Angiografie) gesichert. Zur Therapie benutzt man Gefäßeingriffe (Angioplastie) oder Blutdrucksenker.

Drüsen-Hypertonie Bluthochdruck kann durch Überproduktion von Nebennierenrindenhormonen (Kortikoide, Katecholamine), durch Funktionsstörungen der Schilddrüse (Unter- oder Überfunktion), der Nebenschilddrüse (Hyperparathyreoidismus) und durch Überproduktion von Wachstumshormon (Akromegalie) verursacht werden. Häufig sind gutartige Tumoren von Drüsen beteiligt. Die Diagnostik solcher Hypertonieursachen stützt sich bevorzugt auf Laboranalysen, darüber hinaus auf spezielle weitere Diagnostik (Szintigrafie, Sonografie, CT, MRT). Die Therapie kann je nach Grunderkrankung unterschiedlich sein (Operation, Medikamente).

Überblick Drüsen-Hypertonien

Drüsenfunktionsstörungen, die Bluthochdruck verursachen können:
- Conn-Syndrom: primärer Hyperaldosteronismus, gutartiger Nebennierenrindentumor
- Phäochromozytom: gutartiger Nebennierenmarktumor
- Cushing-Syndrom: Überproduktion von Kortikoiden, gutartiger Hypophysen- oder Nebennierentumor
- Hyperparathyreoidismus: Nebenschilddrüsenfunktionsstörung
- Hyperthyreose: Schilddrüsenüberfunktion
- Hypothyreose: Schilddrüsenunterfunktion
- adrenogenitales Syndrom: pubertäre Reifungsstörung
- Akromegalie: Überproduktion von Wachstumshormon
- Geller-Syndrom, Liddle-Syndrom (erblich)

Arzneimittel-Hypertonie Zahlreiche Medikamente haben blutdruckerhöhende Wirkung und können Hypertonie auslösen oder krisenhaften Blutdruckanstieg verursachen.
- An erster Stelle steht die Antibabypille: Östrogen-Gestagen-Kombinationen wirken direkt blutdruckerhöhend: um 5–7 mmHg systolisch und 2 mmHg diastolisch. Hypertonie tritt bevorzugt bei Frauen Mitte 30 mit langjähriger Anwendung der Antibabypille auf.
- Auch Hormonersatz in den Wechseljahren kann den Blutdruck ansteigen lassen.
- Blutdruckerhöhende Substanzen sind häufig in abschwellenden Nasen-, Augentropfen und Schnupfenmitteln enthalten.
- Stark gefäßverengend wirksame Mittel können unter Umständen gefährliche Blutdruckkrisen bis hin zum Schlaganfall auslösen.
- Nichtsteroidale Antirheumatika (NSAR) werden häufig bei Gelenkbeschwerden (Arthrose, Arthritis) als Schmerzmittel eingesetzt, können blutdrucksteigernd wirken und einen gut eingestellten Blutdruck verschlechtern, vor allem wenn Blutdrucksenker benutzt werden (Betablocker, ACE-Hemmer).

> Zahlreiche Medikamente haben blutdruckerhöhende Wirkung.

Bluthochdruck durch Medikamente und Substanzen
Arzneistoffe: Kortison, Östrogene (z. B. Antibabypille), nicht-aspirinartige Entzündungshemmer (NSAID, z. B. bestimmte COX-2-Hemmer), Cyclosporin und Tacrolimus, Erythropoietin, Sibutramin, Antidepressiva (z. B. Venlafaxin), Antipsychotika (z. B. Clozapin)
Drogen: Kokain, Nikotin/Nikotinentzug, Narkotikaentzug, Anabolika, Ketamin, Amphetamin, Ecstasy, LSD
Nährstoffe: Kochsalz (Natriumchlorid), Alkohol, Lakritz, tyraminhaltige Nahrungsmittel
Chemikalien: Blei, Quecksilber, Thallium, andere Schwermetalle, Lithiumsalze

Sonstige sekundäre Hypertonien Durch Blutdruckmessung an den Armen und Beinen kann eine Verengung der großen Schlagader (Aortenisthmusstenose, Aortenbogen-Syndrom) diagnostiziert werden, wenn eine überdurchschnittliche Seitendifferenz der Blutdruckwerte auffällt oder ein abgeschwächter Leistenpuls und niedriger Blutdruck an den Beinen nachweisbar sind. Das Röntgenbild bestätigt die Diagnose. Die Behandlung ist operativ.

Das obstruktive Schlaf-Apnoe-Syndrom (OSAS) entsteht durch Verlegung der oberen Atemwege im Rachen mit Beginn der Tiefschlafphase. Schnarchen, Müdigkeit tagsüber und vom Partner bemerkte „Atemstillstände" (Apnoe) weisen auf die Erkrankung hin. Meist sind übergewichtige Männer betroffen. Die Hälfte der Betroffenen leidet an Hypertonie und nächtlicher Blutdruckerhöhung, Organschäden (Linksherzvergrößerung) kommen oft hinzu.

Vorübergehende Hypertonien

Um Fehlbehandlungen mit nachteiligen Konsequenzen zu vermeiden, sollte geklärt sein, ob der Bluthochdruck dauerhaft oder nur vorübergehend vorkommt. Größere Bedeutung hat die sogenannte Praxis-Hypertonie.

Praxis-Hypertonie Das Phänomen des ansteigenden Blutdrucks bei der Begegnung mit dem Arzt wird auch als „Weißkittel-Hypertonie" oder „Sprechstunden-Blutdruck" bezeichnet. Das ist keineswegs ein modernes oder seltenes Phänomen. Internationale Studien belegen, dass die Praxis-Hypertonie bei 12–34 Prozent, also bei durchschnittlich jedem vierten Untersuchten in jedem Alter auftritt. In Deutschland sind davon mehrere Millionen Menschen betroffen. Auch bei etwa 17 Prozent der gut behandelten Personen mit Bluthochdruck kommt das Weißkittel-Phänomen vor.

Fehleinschätzungen des Arztes über Ihr wahres Blutdruckniveau und eine erhöhte Sympathikusaktivität sind die Ursachen

> **!** Bei einem Viertel aller Untersuchten steigt der Blutdruck beim Anblick des Arztes.

der Praxis-Hypertonie. Am besten lässt sich die Diagnose mit der ambulanten 24-Stunden-Blutdruckmessung sichern. Auch die Praxis-Hypertonie kann Organschäden verursachen. Deshalb sollte sie erkannt und kontrolliert werden. In allen Fällen reichen Beratung und Allgemeinmaßnahmen aus – nur ausnahmsweise wird ein Blutdrucksenker verordnet.

> **Weißkittel-Hypertonie im 17. Jahrhundert**
> Schon im Jahr 1698 beschrieb der Arzt Joachim Targiri die Wirkung des Arztes auf den Kreislauf der Patienten: „Vor allen Dingen muss man kundig sein, den Puls der Arterie zu untersuchen, dessen Bewegung mannigfach beschleunigt, vermindert und zutiefst durch innere Ursachen und äußere Umstände gestört werden kann. Dabei ist selbst der Anblick und das Eintreten des Arztes nicht von allzu geringer Bedeutung … weil er in der Tat im Puls viel Bewegung auslösen kann."

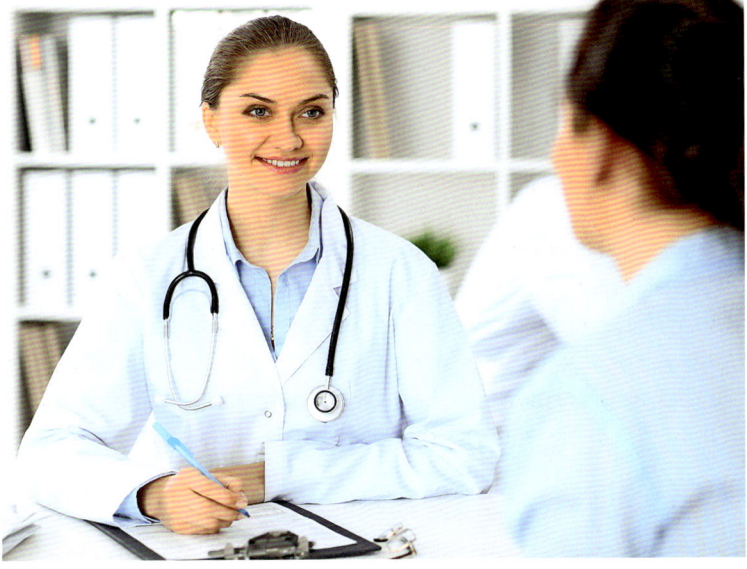

Das Phänomen des ansteigenden Blutdrucks bei der Begegnung mit dem Arzt wird als „Weißkittel-Hypertonie" bezeichnet.

Praxis-Normotonie Bei etwa jedem fünften Patienten kann der Arzt damit rechnen, dass derjenige nur in der Sprechstunde normale Blutdruckwerte hat, obwohl der Blutdruck in seinem Berufs- und Lebensalltag ständig erhöht ist („Hypertonie am Arbeitsplatz", Job-Stress). Im Verdachtsfall können die ambulante 24-Stunden-Blutdruckmessung und der Vergleich mit den selbst gemessenen Werten Klarheit bringen. Auch die Praxis-Normotonie geht mit einem Risiko für für Organschäden einher (Linksherzvergrößerung, Nierenschäden). Ob und wie behandelt wird, hängt vom Einzelfall ab – die Bedeutung der „Hypertonie am Arbeitsplatz" wird noch weitgehend unterschätzt.

Belastungshypertonie Wenn der systolische Blutdruck unter Belastung (100 Watt) auf Werte über 200 mmHg ansteigt, spricht man von Belastungshypertonie. Studiendaten belegen, dass Männer und Frauen mit erhöhtem diastolischem Belastungsblutdruck und sonst normalen Blutdruckwerten nach acht Jahren mit dauerhaftem Bluthochdruck rechnen können. Offensichtlich ist auch das Herz-Kreislauf-Risiko bei Belastungshypertonie erhöht (Herzinfarkt, Schlaganfall). Betablocker gelten wegen ihrer sympathikusdämpfenden Wirkung als Therapie der ersten Wahl.

Ursachen von Bluthochdruck

Wie entsteht Bluthochdruck? Tatsächlich sind nur bei etwa fünf Prozent der Hochdruckkranken eindeutige organische Ursachen (Nieren, Schilddrüse) für zu hohe Blutdruckwerte nachweisbar. In der Regel entsteht Bluthochdruck aus dem Zusammenwirken der drei bekannten Hauptfaktoren für primären Bluthochdruck:
- genetische Veranlagung,
- ungesunde Ernährung,
- chronischer Stress.

80 Prozent der Betroffenen haben zusätzliche Risikofaktoren. Mit zunehmendem Alter verringert sich die Gefäßelastizität und das Hochdruckrisiko steigt, ein ursächlich nicht beeinflussbarer Faktor.

Primäre Ursachen

Der Einfluss des sympathischen Nervensystems als treibende Kraft der Hypertonie ist außerordentlich stark. Vor allem bei beginnendem Bluthochdruck in Verbindung mit Risikofaktoren lässt sich am erhöhten Puls eine Sympathikusüberaktivität ablesen. Auch die gute blutdrucksenkende Wirkung von Betablockern, ACE-Hemmern und Angiotensin-II-Antagonisten deutet auf diesen ursächlichen Zusammenhang hin.

Auf welche Weise das Renin-Angiotensin-Aldosteron-System (RAAS), Funktionsstörungen des Gefäßendothels (mit Elastizitätsverlust) oder Störungen des Signalstofftransports an der Zellwand an der Entstehung von Bluthochdruck beteiligt sind, ist noch unklar. Die primäre Hypertonie lässt sich nach aktuellem Kenntnisstand ausreichend sicher durch den Mix von genetischer Veranlagung und äußeren Faktoren erklären. Bluthochdruck hat viele Ursachen.

Vererbung

In manchen Familien kommt Bluthochdruck häufiger vor, auch Elternteile oder Großeltern litten oder leiden an Hypertonie. Man schätzt, dass etwa 40 Prozent der Betroffenen eine erbliche Veranlagung für Bluthochdruck haben. Daran sind mehrere Gene beteiligt (polygenetische Störung). Was diese genetische Störung genau ausmacht, ist unklar – man vermutet, dass eine Nierenfunktionsstörung entsteht, die den Salz-Wasser-Haushalt ungünstig beeinflusst und Salzempfindlichkeit verursacht.

Die meisten erblich veranlagten Hochdruckpatienten sind auch salzempfindlich. Ihr Blutdruck steigt bei Kochsalzkonsum

> **!** Die meisten erblich veranlagten Hochdruckbetroffenen sind auch salzempfindlich.

stark an. Das Merkmal der Salzempfindlichkeit überträgt sich häufig auf die Nachkommen. Bei hohem Salzkonsum und zusätzlichen Risikofaktoren entwickelt sich dann Bluthochdruck. In jüngster Zeit sind einzelne Gene identifiziert worden, die erblichen Bluthochdruck verursachen (z. B. Liddle-Syndrom).

Übergewicht

Analysen der weltgrößten Herz-Kreislauf-Untersuchung (Framingham-Herz-Studie) in den USA ergaben, dass bei 70 Prozent der Männer und bei 61 Prozent der Frauen Bluthochdruck ausschließlich auf Übergewicht zurückzuführen ist. Mit jeden fünf Kilogramm mehr steigt der systolische Blutdruck um 4,5 mmHg an. Gleichzeitig erhöht sich auch das Risiko für Diabetes, ein wichtiger Hypertonie-Risikofaktor.

Bei Übergewicht und Fettleibigkeit ist die Sympathikusaktivität erhöht, und die Nieren nehmen übermäßig viel Natrium auf, was das Blutvolumen ansteigen lässt und das arterielle Gefäßsystem unter Druck setzt. Diese Situation wird durch die prädiabetische Stoffwechsellage (Insulinresistenz) noch verschlimmert. Stark Übergewichtige haben 40 Prozent mehr Flüssigkeit im Blut als Normalgewichtige. Die Wände des schwer beanspruchten linken Herzens verdicken sich zunehmend, und die Nierenleistung nimmt langfristig ab. Bluthochdruck ist dann nicht mehr rückgängig zu machen. Je höher der Body-Mass-Index, desto schwerer ist der Bluthochdruck. Experten weltweit betrachten Übergewicht als Hauptursache der Zunahme von Bluthochdruck-Neuerkrankungen.

Salzempfindlichkeit

Der Zusammenhang von Bluthochdruck und erhöhtem Kochsalzkonsum ist wissenschaftlich gut erforscht. In einer Studie wurde nachgewiesen, dass ab einer Kochsalzaufnahme von mehr als 3–4 g täglich Hypertonie ausgelöst werden kann. Ein Erklärungskonzept berücksichtigt Interaktionen der Natriumzufuhr, natriumausscheidendes Hormon (ANP), den Austausch der Mineralstoffe Natrium, Kalzium und Kalium an der Zellwand sowie einen genetischen Defekt. Liegt eine genetische Veranlagung für Salzempfindlichkeit vor, führt die Aufnahme von 3–4 g Kochsalz pro Tag zum Blutdruckanstieg, der vom gefäßaktiven RAAS-Regulationssystem nicht mehr ausgeglichen werden kann.

Bei etwa der Hälfte aller Betroffenen muss mit Salzempfindlichkeit gerechnet werden. Der Blutdruck steigt bei Kochsalzbelastung stark an und kann durch salzbewusste Kost gesenkt werden. Zu dieser Gruppe gehören vor allem ältere Menschen, Typ-2-Diabetiker, Übergewichtige, familiär Vorbelastete und Personen mit niedrigem Renin-Spiegel. Salzbewusste Ernährung ist hier immer eine gute Empfehlung, Blutdrucksenker sind dann besonders wirksam.

Chinesische Küche
Im „Buch des Gelben Kaisers", „Huang Di Nei Jing" wurde bereits vor mehr als 5000 Jahren der Zusammenhang zwischen Blutdruck und Salzkonsum erkannt und vor schädlichen Folgen gewarnt. Hoher Blutdruck begünstigt nach der traditionellen chinesischen Medizin den Schlaganfall: „Wenn zu viel Salz in der Nahrung ist, wird der Puls hart, die Gesichtsfarbe verändert sich, und es treten Tränen auf, und wenn dann das Herz sehr kräftig schlägt und die einzelnen Schläge deutlich verlängert sind, tritt eine Krankheit auf, die die Zunge zusammenzieht und den Patienten der Sprache beraubt."

Alkoholkonsum
Chronisch exzessiver Alkoholgenuss kann schweren Bluthochdruck verursachen. Wer täglich 30 g Alkoholika konsumiert (drei Gläser Bier à 0,3 l oder zwei Gläser Wein à 0,2 l), erhöht seinen Blutdruck mit jeden zusätzlichen 10 g Alkohol pro Tag um

> Wer viel Alkohol konsumiert, riskiert schweren Bluthochdruck.

1–2 mmHg. Individuell kann die blutdruckerhöhende Alkoholdosis aber stark variieren. Alkoholabstinenz senkt den Blutdruck wirksam, oft auf Normalwerte. Experten raten zum mäßigen Alkoholkonsum. Maximal ein Viertel Rotwein täglich gilt als unbedenklich.

Chronischer Stress
Psychische Faktoren sind für die Entstehung von Bluthochdruck zweifellos von großer Bedeutung. Bei mindestens jedem fünften Hochdruckbetroffenen ist chronischer Stress als Auslöser zu identifizieren. Sowohl vorübergehender als auch dauerhafter Bluthochdruck sind mit stressbedingt erhöhter Sympathikusaktivität vergesellschaftet.

Existenzängste, finanzielle Probleme und Job-Stress mit Leistungs- und Zeitdruck, Hektik und beruflicher Überforderung prädestinieren für Bluthochdruck. Gleichermaßen stressintensiv sind Partner- und Eheprobleme, der Verlust von Angehörigen, schwere Erkrankungen und Pflegefälle sowie posttraumatische Belastungen (Gewalt, Krieg, Katastrophen). Menschen reagieren sehr unterschiedlich auf Stress. Manche bleiben die Ruhe selbst, bei anderen steigt der Blutdruck – in derselben Situation.

Soziales Umfeld
Bluthochdruck wird durch stressbesetzte Probleme im Privat- und Berufsleben, durch Konkurrenzdruck und ein ungewisses gesellschaftliches Umfeld begünstigt oder ausgelöst. Hoch umstritten ist allerdings die Annahme, Bluthochdruck könnte Bevölkerungsgruppen mit bestimmten Merkmalen zugeordnet werden. An erster Stelle der ursächlichen Umweltfaktoren steht ständiger Lärm. Verkehrslärm und Lärm am Arbeitsplatz verursachen eine permanente Alarmbereitschaft des Körpers, wozu die vom Sympathikus beeinflusste Blutdruckerhöhung gehört.

Sekundäre Ursachen

Zahlreiche Ursachen sekundärer Hypertonien sind eindeutig identifizierbar. Sekundärer Bluthochdruck wird am häufigsten durch krankhafte Veränderung von Nierengewebe und -gefäßen, durch Drüsenfunktionsstörungen, Gefäßmissbildungen und seltene weitere Krankheitsprozesse verursacht. Auf Funktionsstörungen der Drüsen (Schilddrüse, Nebenschilddrüse, Nebennieren, Hypophyse) machen häufig abnorme Laborwerte aufmerksam. In der Regel produzieren gutartige Tumoren dieser Drüsen Hormone im Überschuss, was Bluthochdruck auslöst. Auch Arzneimittel mit blutdruckerhöhendem Effekt sind bekannt: Antibabypille, Antirheumatika/Schmerzmittel (NSAID, NSAR), Antipsychotika sowie gefäßverengend wirkende Schnupfenmittel. Lakritze und Pastis, Kochsalz und Kokain und Nikotin oder Blei und Lithium sind bekannte Blutdruckbeschleuniger.

Die Medizin nutzt das gesamte diagnostische Repertoire, um die Ursachen sekundärer Hypertonien zu finden. Erfolgreiche Behandlungsoptionen stehen von Arzneimitteln bis zur großen Operation zur Verfügung.

> **!** Heute können zahlreiche Ursachen sekundärer Hypertonien eindeutig identifiziert werden.

Sekundäre Bluthochdruckformen
- chronische Nierenerkrankung
- Aortenbogen-Syndrom
- Cushing-Syndrom
- Arzneimittel-Nebenwirkung
- Schlaf-Apnoe-Syndrom
- Harnwegsverschluss-Syndrom
- Phäochromozytom
- primärer Aldosteronismus
- Nierengefäßerkrankung
- Schilddrüsen- oder Nebenschilddrüsenerkrankung

So wird Bluthochdruck vom Arzt behandelt

Jede Behandlung des Bluthochdrucks sollte den Blutdruck auf solche Werte senken, die nicht mehr mit einem überdurchschnittlichen Herz-Kreislauf-Risiko verbunden sind. Die Behandlung mit Blutdrucksenkern sollte möglichst gut verträglich sein. Ob Blutdrucksenker verordnet werden, hängt davon ab,
- wie hoch der systolische und diastolische Blutdruck ist (siehe Blutdruck-Klassifikation, S. 43) und
- wie hoch Ihr Herz-Kreislauf-Gesamtrisiko ist (siehe „Testen Sie Ihr persönliches Herz-Kreislauf-Risiko", S. 32).

Abhängig vom Schweregrad des Bluthochdrucks und Ihrem individuellen Gesamtrisiko wird zunächst versucht, beeinflussbare Risikofaktoren (Übergewicht, Rauchen u. a.) so zu verändern, dass der Blutdruck sinkt. Gelingt dies nicht ausreichend, können Blutdrucksenker eingesetzt werden.

Zielblutdruck-Empfehlungen
Die vorgeschlagenen Zielblutdruckwerte sind Empfehlungen, die im Einzelfall angepasst werden. In der Regel gilt: Je niedriger Ihr Blutdruck ist, desto besser – vorausgesetzt, Sie vertragen die Behandlung gut.
- Aktuell wird die dauerhafte Absenkung des Blutdrucks bei allen Hochdruckbetroffenen auf Werte unter 140/90 mmHg empfohlen.
- Von intensiveren Blutdrucksenkungen profitieren möglicherweise Hochdruckpatienten mit Typ-2-Diabetes (< 130–135/80 mmHg) und Schlaganfallpatienten.
- Bei Betroffenen mit Nierenfunktionsstörung und erhöhter Urineiweißausscheidung (mehr als 1 Gramm pro Tag) wird ein Zielblutdruckwert kleiner als 125/75 mmHg empfohlen.

Das erste Ziel der Behandlung von Bluthochdruck ist der maximale langfristige Schutz vor Herz-Kreislauf-Komplikationen, die Absenkung Ihres individuellen Risikos. Dieses Ziel kann durch Veränderung beeinflussbarer Risikofaktoren und durch Anwendung von Blutdrucksenkern erreicht werden.

Blutdrucksenker

Der Hauptgrund für den Einsatz von Blutdrucksenkern ist das erhöhte Herz-Kreislauf-Risiko. Auch der Grad der vorliegenden Blutdruckerhöhung ist von großer Bedeutung. Aktuelle Behandlungsrichtlinien raten bereits bei hoch-normalem Blutdruck (130–139 mmHg systolisch oder 85–89 mmHg diastolisch) zu Blutdrucksenkern – aber nur dann, wenn das Herz-Kreislauf-Gesamtrisiko im Einzelfall sehr hoch ist.

> **!** Hauptgrund für den Einsatz von Blutdrucksenkern ist das erhöhte Herz-Kreislauf-Risiko.

Herz-Kreislauf-Komplikationen können bei hoch-normalem Blutdruck durch Blutdrucksenker nachweislich verringert werden, vor allem nach einem Schlaganfall, bei koronarer Herzkrankheit, peripherer arterieller Verschlusskrankheit sowie Diabetes. Hier ist eine Behandlung mit Blutdrucksenkern ratsam.

Bei hoch-normalem Blutdruck und hohem kardiovaskulärem Risiko (drei oder mehr zusätzliche Risikofaktoren, Organschäden, metabolisches Syndrom) sowie bei hoch-normalem Blutdruck und leicht bis moderat erhöhtem Herz-Kreislauf-Risiko wird die genaue Blutdruckkontrolle empfohlen. Häufig wirken Veränderungen des Lebensstils und von Risikofaktoren sehr günstig auf den Blutdruck.

Bei leichtem bis mittelschwerem Bluthochdruck (Grad-1- und -2-Hypertonie) werden die Blutdruckwerte fortlaufend kontrolliert, Veränderungen des Lebensstils empfohlen und das Herz-Kreislauf-Risiko bewertet. Ist das Risiko hoch oder sehr hoch, wird man Blutdrucksenker einsetzen. Bei leicht oder mäßig hohem Risiko kann man Wochen bis Monate den Blutdruck beobachten und bei unverändert hohen Werten (140/90 mmHg oder höher) mit Blutdrucksenkern beginnen. Über die Behandlung einer schweren Hypertonie entscheidet Ihr Arzt innerhalb weniger Tage.

> **Intensive Blutdrucksenkung: Pro und Contra**
>
> In der SPRINT-Studie, einer Schlüsselstudie für das Verständnis einer bestmöglichen Hochdruckbehandlung, die von 2010–2013 durchgeführt wurde, untersuchte man die Wirkung einer starken Absenkung des Blutdrucks (unter 120 mmHg systolisch) bei 9361 über 50-jährigen Hochdruckbetroffenen. Diese Personen hatten ein hohes Herz-Kreislauf-Risiko, aber keinen Diabetes. Nach mehr als drei Jahren zeigte sich, dass sich durch die intensive Blutdrucksenkung das Risiko für Herzinfarkt, Herzinsuffizienz, Herztod und Schlaganfall sowie Gesamtsterblichkeit um 25 Prozent verringert hatte.
>
> Auf der anderen Seite traten bei dieser intensiven Blutdrucksenkung jedoch unerwünschte Begleiterscheinungen auf: abnorm niedrige Blutdruckphasen (Hypotonie), Herzrhythmusstörungen, Störungen der Mineralstoffbalance (Natrium, Kalium u. a. im Blut) und akutes Nierenversagen. Aus diesen Ergebnissen lässt sich schließen, dass Hochdruckbetroffene mit hohem Herz-Kreislauf-Risiko ohne Diabetes zwar von einer intensiven Blutdrucksenkung profitieren, aber häufiger mit anderen teils schweren krankhaften Begleiterscheinungen rechnen müssen.

Die Behandlung mit Blutdrucksenkern (Antihypertensiva) sollte wirksam und verträglich sein. Alle Antihypertensiva der ersten Wahl (Diuretika, Betablocker, ACE-Hemmer, Kalziumantagonisten, Angiotensin-II-Antagonisten) haben sich als zuverlässig blutdrucksenkend und risikomindernd erwiesen. In der Regel werden Substanzen dieser fünf Gruppen allein oder kombiniert zur Behandlung von Bluthochdruck eingesetzt. Jede Blutdrucksenkergruppe hat bestimmte Vor- und Nachteile. Weitere Wirkstoffgruppen mit zuverlässiger Wirksamkeit sind Alpha-1-Blocker,

! Jede Blutdrucksenkergruppe hat bestimmte Vor- und Nachteile, die Ihr Arzt kennt.

zentral wirksame Antisympathotonika und Aldosteronantagonisten.

Blutdrucksenker werden in der Regel als Dauertherapie eingesetzt. Medikamente, die über 24 Stunden wirksam sind, sollte man bevorzugen. Sie müssen nur einmal täglich eingenommen werden. Das verbessert die Zuverlässigkeit der Einnahme und schützt vor Blutdruckschwankungen.

Häufig werden Kombinationen verordnet, um die Zielblutdruckwerte zu erreichen. Manche Kombinationen verstärken günstige Wirkungen gegenseitig. Manche Blutdrucksenker sind bei bestimmten Begleiterkrankungen (Herz- und Nierenerkrankungen) besonders geeignet.

Für die Auswahl der Blutdrucksenker sind im Einzelfall Blutdruckhöhe, Begleiterkrankungen, Nebenwirkungen und die sogenannte Einnahmezuverlässigkeit zu berücksichtigen. Letztendlich wird der Arzt die Entscheidung für eine optimal auf Sie zugeschnittene Behandlung mit Blutdrucksenkern treffen.

Was Sie über Blutdrucksenker wissen sollten:
- Jede dauerhafte Blutdrucksenkung braucht Zeit, da Herz und Kreislauf an das erhöhte Druckniveau angepasst sind.
- Eine zu schnelle Blutdrucksenkung kann die Anpassung an den niedrigeren Zielblutdruckwert erschweren.
- Die meisten Blutdrucksenker sind erst nach zwei bis sechs Wochen (Diuretika nach bis zu zwölf Wochen) optimal wirksam.
- Grundsätzlich wird mit der niedrigsten Dosierung der Blutdrucksenker begonnen.
- Medikamente mit einmal täglicher Einnahme (24-Stunden-Wirkung) sind zu bevorzugen.
- Der Anwendungsmodus sollte möglichst einfach sein.
- Für die Neueinstellung auf Ihren Zielblutdruckwert mit Blutdrucksenkern sollten Sie sich drei bis sechs Monate Zeit einräumen.

- Nach sechs Monaten erreichen mehr als 80 Prozent der Betroffenen den diastolischen und 50 Prozent den systolischen Zielblutdruckwert.
- Halbjährliche Kontrolluntersuchungen sind ausreichend.

> **Zuverlässige Blutdruckkontrolle**
> Wenn Sie an Bluthochdruck leiden und Blutdrucksenker nehmen, sollten Sie regelmäßig (möglichst täglich) und unter gleichbleibenden Bedingungen Ihren Blutdruck messen, die Daten speichern oder aufschreiben. Bei außergewöhnlichen Belastungen und bei jeder neuen Behandlung können Sie häufiger messen. Alle sechs Monate sollten Sie zur Kontrolle den Arzt aufsuchen.

Blutdrucksenker: einzeln oder kombiniert?

Die Behandlung kann mit einem einzelnen Medikament in niedriger Dosis begonnen werden. Wird Ihr Zielblutdruck nicht erreicht, wird die Dosis erhöht. Ist das zuerst gewählte Medikament nicht ausreichend wirksam oder treten Nebenwirkungen auf, muss es durch eine andere Substanz ersetzt werden. Auf diese Weise wird zwar das wirksamste und am besten verträgliche Medikament gefunden, es kann aber Wochen oder Monate bis zur optimalen Blutdruckeinstellung dauern – brechen Sie die Therapie daher nicht vorzeitig ab, sondern haben Sie Geduld!

Aktuelle Studien weisen darauf hin, dass bei den meisten Hochdruckbetroffenen der Zielblutdruck mit einer Kombinationstherapie zuverlässig erreicht wird. Bei leichter Hypertonie (Bluthochdruck Grad 1) reicht oft eine Einzelsubstanz aus. Höhergradiger Bluthochdruck und bestimmte Personengruppen profitieren von Kombinationsbehandlungen. Es gibt bestimmte Kombinationsmöglichkeiten von Blutdrucksenkern, die besonders wirksam und gut verträglich sind.

> **!** Es kann Monate dauern, bis Ihr Blutdruck stabil eingestellt ist.

Eine Kombinationstherapie von Anfang an kann bei Betroffenen mit hohem oder sehr hohem Herz-Kreislauf-Risiko vorteilhaft sein, deren Ausgangsblutdruck mehr als 20/10 mmHg über dem Zielblutdruck liegt. Hier ist die Wahrscheinlichkeit gering, dass eine Einzelsubstanz den Blutdruck ausreichend senken wird.

Es stehen auch zahlreiche Medikamente mit fester Blutdrucksenkerkombination in einer Tablette für die Hochdrucktherapie zur Verfügung. Diese Medikamente werden dann eingesetzt, wenn die individuell wirksame und verträgliche Kombination und Dosierung bekannt sind. Vorteil der Kombinationen ist die einfachere einmal tägliche Anwendung. In selteneren Fällen benutzt man Kombinationen von drei oder mehr Blutdrucksenkern (insbesondere bei Nierenerkrankung), um den Zielblutdruck zu erreichen.

Blutdrucksenker-Kombinationen können sein:
- ACE-Hemmer + Kalziumantagonisten
- ACE-Hemmer + Diuretika
- Betablocker + Diuretika
- zentral wirksame Substanzen + Diuretika
- Diuretika + Diuretika

Wirkstoffe und Substanzen

Es gibt mehr als 20 blutdrucksenkende Wirkstoffe und unzählige Kombinationen solcher Mittel. Die Mehrheit der Hochdruckbetroffenen kann mit sogenannten Blutdrucksenkern der ersten Wahl gut eingestellt werden. Blutdrucksenker der ersten Wahl sind Diuretika, Betablocker, ACE-Hemmer, Angiotensin-II-Antagonisten und Kalziumantagonisten.

Keine Wirkung ohne Nebenwirkung – das gilt für alle Arzneistoffe. In der Regel können Sie aber davon ausgehen, dass häufige Nebenwirkungen nur vorübergehend spürbar sind und dass die im Beipackzettel genannten Nebenwirkungen mehrheitlich nur sehr selten vorkommen.

Diuretika

Sie werden umgangssprachlich als „Wassertabletten" bezeichnet. Diuretika fördern die Ausschwemmung von Wasser aus dem Körper. Je mehr Flüssigkeit in einem geschlossenen Röhrensystem (z. B. Blutkreislauf) vorhanden ist, desto höher der Druck. Diuretika vermindern das Flüssigkeitsvolumen und entlasten den Kreislauf.

- Thiaziddiuretika hemmen vorübergehend den Kochsalzstoffwechsel in der Niere und vermindern die Filtrationsleistung. Sie werden häufig mit anderen Blutdrucksenkern kombiniert.
- Schleifendiuretika hemmen vorübergehend einen Teilbereich des Kochsalzstoffwechsels im Filterapparat der Nieren.
- Kaliumsparende Diuretika blockieren Natriumkanäle und hemmen die Natriumrückresorption, was die Kaliumausscheidung vermindert.

Mögliche Nebenwirkungen sind Austrocknung, Salzmangel, Thromboseneigung, Cholesterinerhöhung, Harnsäureerhöhung (Gicht), zu niedriger Blutdruck und erektile Dysfunktion.

Betablocker

Betablocker (Beta-Rezeptorenblocker, Beta-Adrenozeptorenblocker, Beta-Blocker) ist ein Sammelbegriff für Arzneistoffe, die im Körper an Betarezeptoren die Wirkung von Stresshormonen (insbesondere Noradrenalin und Adrenalin) hemmen. Betablocker senken die Pulsfrequenz und den Blutdruck und vermindern die Schlagkraft und Erregbarkeit des Herzens.

Die Nebenwirkungen (Asthmaverschlechterung, langsamer Puls, Schlafstörungen, trockene Schleimhäute, Impotenz) verschwinden nach Absetzen des Medikaments in vielen Fällen. Die Fahrtüchtigkeit wird durch Betablocker nicht wesentlich beeinträchtigt.

> **!** Die Fahrtüchtigkeit wird durch Betablocker nicht wesentlich beeinträchtigt.

ACE-Hemmer

Hier handelt es sich um Wirkstoffe, die das Angiotensin-konvertierende Enzym (ACE) hemmen, das Teil eines blutdruckregulierenden Kaskadensystems ist. ACE-Hemmer werden vor allem zur Therapie des Bluthochdrucks und der chronischen Herzschwäche eingesetzt.

Die wichtigsten Nebenwirkungen sind trockener Husten, zu niedriger Blutdruck, akutes Nierenversagen, Hyperkaliämie und Probleme während der Schwangerschaft.

Angiotensin-II-Antagonisten

Angiotensin-II-Antagonisten (AT1-Antagonisten, Angiotensin-II-Rezeptor-Subtyp-1-Antagonisten, AT1-Rezeptorantagonisten, Angiotensin-Rezeptorblocker, „Sartane") wurden aus ACE-Hemmern entwickelt und haben den Vorteil, dass die häufigste Nebenwirkung von ACE-Hemmern (trockener Reizhusten) nicht auftritt. Angiotensin-II-Antagonisten werden zur Behandlung von Bluthochdruck eingesetzt, auch bei chronischer Herzschwäche, nach Herzinfarkt und bei diabetischer Nierenerkrankung.

Angiotensin-II-Antagonisten sind teurer als ACE-Hemmer und besser verträglich – das heißt, die für ACE-Hemmer typischen Nebenwirkungen (z. B. Husten) fehlen in der Regel.

Kalziumantagonisten

Kalziumantagonisten (Kalziumkanalblocker) sind eine Gruppe von Arzneistoffen, die den Einstrom von Kalziumionen in Muskelzellen hemmt. Dadurch wird die Verengungsneigung der glatten Gefäßmuskeln gehemmt und die Blutgefäße erweitern sich. Kalziumantagonisten sind zur Behandlung von Bluthochdruck, Herzkranzgefäßerkrankung und Herzrhythmusstörungen geeignet.

Häufige Nebenwirkungen sind je nach Substanz (Dihydropyridine oder Nicht-Dihydropyridine) Schwellung der Beine (Ödeme), langsamer Herzschlag (Bradykardie), schneller Herzschlag

(Reflextachykardie), allergische Reaktionen, Gesichtsrötung und Wärmegefühl, Schwindel, Kopfschmerzen, Impotenz und Verstopfung.

> **Wie lange dauert die Therapie?**
> Wird eine Therapie mit Blutdrucksenkern verordnet, kann es sein, dass Sie die Behandlung lebenslang fortführen müssen. Hat sich der Blutdruck nach ein bis zwei Jahren stabil normalisiert (≤ 120/80 mmHg), können Sie nach Beratung mit dem Arzt entscheiden, ob ein Auslassversuch unternommen wird. Den veränderten Lebensstil (siehe S. 84) sollten Sie aber in jedem Fall beibehalten! Der Blutdrucksenker wird dann langsam (ausschleichend) abgesetzt. Wer Glück hat, kommt Monate oder Jahre auch ohne Blutdrucksenker aus. Steigt der Blutdruck irgendwann wieder an, müssen erneut Blutdrucksenker eingenommen werden.

Häufig muss die Behandlung mit Blutdrucksenkern lebenslang fortgeführt werden.

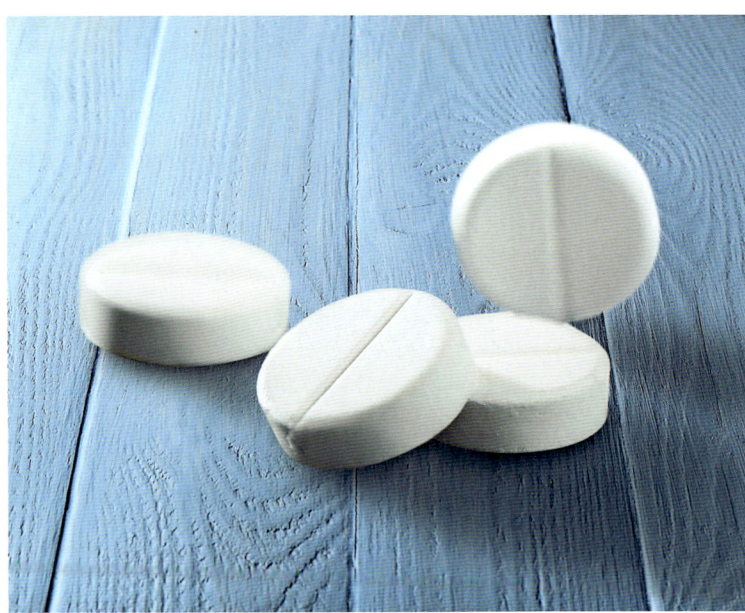

Vorteile und Nachteile von Blutdrucksenkern

Bestimmte Blutdrucksenker können für Menschen mit Begleiterkrankungen vorteilhaft oder nachteilig sein.

GRUPPE	VORTEILHAFT BEI ...	NACHTEILIG BEI ...
Thiaziddiuretika	• Herzschwäche	• Hypokaliämie • Hyperurikämie • Diabetes mellitus • metabolischem Syndrom
Betablocker	• koronarer Herzkrankheit • Herzschwäche • Herzrhythmusstörungen	• Asthma bronchiale • AV-Block II oder III • Diabetes mellitus • metabolischem Syndrom
Kalzium- antagonisten	• stabiler Angina pectoris	• AV-Block (Nicht-Dihydropyridine) • Ödemen (Dihydropyridine) • instabile Angina pectoris • akutem Herzinfarkt (vier Wochen)
ACE-Hemmer	• Herzschwäche • Zustand nach Herzinfarkt • diabetischer Nierenerkrankung	• Schwangerschaft • Hyperkaliämie • beidseitigen Nierenarterienstenosen
Angiotensin-II- Antagonisten	• Herzschwäche • Zustand nach Herzinfarkt • diabetischer Nierenerkrankung • Unverträglichkeit von ACE-Hemmern	• Schwangerschaft • Hyperkaliämie • beidseitigen Nierenarterienstenosen

Behandlung von Sonderformen des Bluthochdrucks

Bösartiger Bluthochdruck

Der bösartige (maligne) Bluthochdruck fällt durch dauerhafte diastolische Werte über 130 mmHg auf. In der Regel liegen Nierenfunktionsstörungen und Schäden am Augenhintergrund vor. Typische Beschwerden sind Kopfschmerzen, Sehverschlechterung, Gewichtsverlust und Erschöpfung; Zeichen der Herzschwäche und Krampfanfälle können vorkommen. Der Augenhintergrund ist krankhaft verändert.

Bösartiger Hochdruck muss unbedingt behandelt werden, um Herzinfarkt und Schlaganfall vorzubeugen. In den meisten Fällen gelingt die erfolgreiche Blutdruckkontrolle mit Blutdrucksenkern.

Bluthochdruck bei Älteren

Bei älteren Menschen sind die Blutdruckwerte höher als im früheren Erwachsenenleben. Das Herz-Kreislauf-System ist nicht mehr so anpassungsfähig und die Gefäße verlieren an Elastizität. Grenzwert im Alter (> 60 Jahre) ist ein Blutdruck von 140/90 mmHg.

Viele ältere Menschen fühlen sich mit ihrem erhöhten systolischen Wert durchaus richtig wohl. Steigt der Blutdruck auf über 180/100 mmHg an, sind Blutdrucksenker zu empfehlen, wenn Entspannungsmaßnahmen, Gewichtsreduktion, mehr Bewegung und salzreduzierte Kost erfolglos bleiben. Es spricht viel dafür, dass bei über 85-Jährigen moderat erhöhter Blutdruck ein Zeichen robuster Gesundheit ist, niedriger Blutdruck hingegen ein Risiko darstellen kann.

> ! Bei älteren Menschen sind die Blutdruckwerte höher als im früheren Erwachsenenleben.

Bluthochdruck in der Schwangerschaft

Bluthochdruck in der Schwangerschaft kann sowohl das Kind als auch die Mutter überdurchschnittlich gefährden. Etwa bei jeder fünften Schwangeren kommt es zum Blutdruckanstieg. Schwangerschaftshypertonie wird dann vermutet, wenn die an zwei unterschiedlichen Tagen im Sitzen gemessenen Blutdruckwerte systolisch ≥ 140 mmHg und/oder diastolisch ≥ 90 mmHg betragen. Bettruhe, besonders die Linksseitenlage hat in der Schwangerschaft deutlich blutdrucksenkende Wirkung. Bei Werten über 160/100 mmHg wird zur körperlichen Schonung und einer engmaschigen Blutdrucküberwachung geraten.

Bluthochdruck bei Organerkrankungen

Diabetes mellitus Die intensive Behandlung von Herz-Kreislauf-Risikofaktoren ist bei allen Diabetikern mit Bluthochdruck empfehlenswert (Gewichtsreduktion, verringerter Kochsalzkonsum). Der Zielblutdruck sollte unter 130/80 mmHg sein.

Hirngefäßerkrankungen Nach einem Schlaganfall oder bei Hirndurchblutungsstörungen können Blutdrucksenker das Risiko für erneute Schlaganfälle und Herzkomplikationen verringern, sowohl bei Personen mit Bluthochdruck Grad 1 bis 3 als auch bei hoch-normalem Blutdruck.

Herzerkrankungen Nach einem Herzinfarkt kann der frühzeitige Einsatz von Betablockern, ACE-Hemmern oder Angiotensin-II-Antagonisten erneute Infarkte und Todesfälle verhindern. Die Behandlung mit Blutdrucksenkern und Kombinationen verbessert die Prognose von Hochdruckbetroffenen mit Herzkranzgefäßerkrankung (KHK).

Nierenerkrankungen Nierenschwäche (Niereninsuffizienz) ist mit einem sehr hohen Risiko für Herz-Kreislauf-Komplikationen verbunden. Um die Verschlechterung der Nierenerkrankung zu verhindern, muss der Blutdruck auf empfohlene Zielwerte gesenkt und die erhöhte Eiweißausscheidung im Urin (Proteinurie) auf Normalwerte gebracht werden. Der Zielblutdruck sollte bei Werten unter 130/80 mmHg liegen.

Bluthochdruck bei Kindern

Bluthochdruck ist bei drei bis vier von 100 Kindern zu beobachten. Symptome fehlen, wenn nicht Wachstumsstörungen, Unruhe, Blässe, Kopfschmerzen, Schwindel, Erbrechen, Nasenbluten oder Sehstörungen auffallen. Die häufigsten Ursachen sind Nierenerkrankungen, die Körperschlagaderverengung (Aortenisthmusstenose) und Drüsen-Hochdruck. Hypertonie im Kindesalter wird dann angenommen, wenn bei einem 13-jährigen Kind dreimal zeitlich unabhängig ein Wert von über 140/90 mmHg gemessen wurde.

Auch Kinder können Bluthochdruck haben. Dahinter steckt meist eine andere Erkrankung.

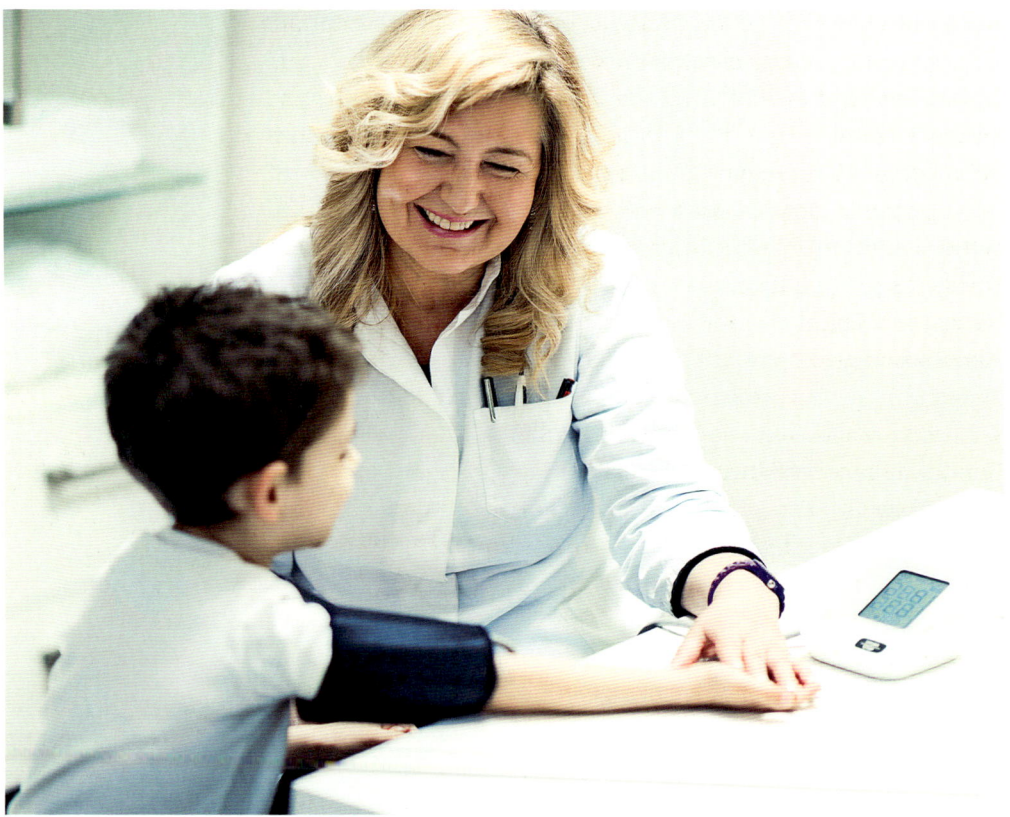

Bluthochdruck-Notfall

Man unterscheidet beim Bluthochdruck-Notfall zwei Formen:
- den krisenhaften Bluthochdruck als plötzlich auftretende Fehlregulation des Blutdrucks mit kurzfristig guter Prognose und
- den hypertensiven Notfall (Herzinfarkt und vor allem Schlaganfall) durch akut bedrohliche Organschädigung.

In beiden Fällen muss der Notarzt gerufen werden.

Beim krisenhaften Bluthochdruck werden 240/140 mmHg oder noch höhere Werte gemessen. Die kritische Bewertung orientiert sich nicht nur an der absoluten Höhe des Druckes, sondern auch an der Anstiegshöhe bezogen auf den Ruheblutdruckwert sowie an der Geschwindigkeit des Druckanstiegs. Deshalb kann auch bei niedrigen Werten eine Hochdruckkrise vorliegen.

Typische Symptome sind Brustschmerzen, Angst, Schwindel, Schweißausbruch, Kopfschmerzen, Nasenbluten, Sehstörungen, Übelkeit sowie Störungen des Bewusstseins (Ohnmacht, Bewusstlosigkeit). Angina pectoris, Herzinfarkt, akute Herzschwäche, Herzrhythmusstörungen und Nierenversagen drohen.

Viele Ursachen können krisenhaften Bluthochdruck auslösen: hoher Zigarettenkonsum, Kolik, Arzneimittel, Absetzen von Blutdrucksenkern, Untersuchungen (Koloskopie, Zystoskopie, Gastroskopie), Nierenkrankheiten, Gefäßentzündungen, Vergiftungen und Allergien, Schwangerschaft, Wechseljahre und Hormone, Operationen, Verletzungen, Panikattacken und psychische Erkrankungen.

Der Notfall sollte rasch behandelt werden: mit Tropfen, Zerbeißkapseln, Spray oder Schmelztabletten. Die Blutdrucksenkung tritt meist sofort ein. Wenn Sie an Bluthochdruck leiden, sollten Sie immer ein Notfallmittel (Wirkstoff z. B. Nifedipin) und ein Blutdruckmessgerät griffbereit haben. Die Absenkung des Blut-

> **!** Viele Ursachen können krisenhaften Bluthochdruck auslösen.

drucks auf 180/95 mmHg (bis maximal 160/90 mmHg) ist ausreichend. Für den behandelnden Arzt ist es am besten, wenn der gewöhnliche Ruheblutdruckwert als Zielgröße bekannt ist. Notieren Sie sich Ihre Werte auf einem Zettel, den Sie immer im Geldbeutel bei sich tragen!

> **Den Notarzt rufen**
> Bei Anzeichen von drohendem Herzinfarkt oder Schlaganfall sofort den Notarzt rufen! Der Arzt leitet die klinische Intensivtherapie ein. Eine Blutdruckkrise ist immer Anlass für eine gründliche ärztliche Untersuchung, um lebensbedrohlichen Blutdruckkrisen vorzubeugen!

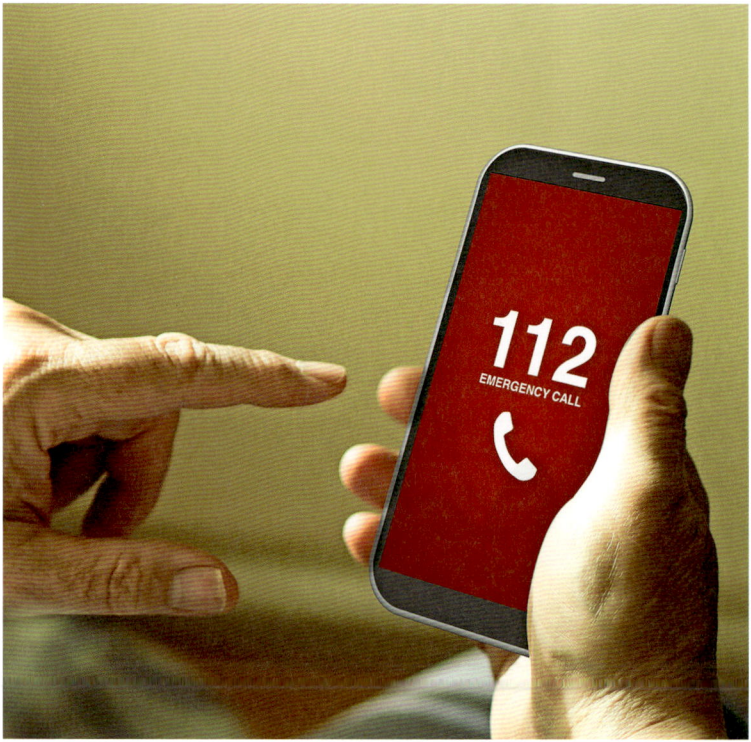

Bei einem Bluthochdruck-Notfall müssen Sie so schnell wie möglich den Notarzt rufen!

Herznotfall

Ist ein Herzkranzgefäß durch ein Blutgerinnsel vollständig verschlossen und die Blutversorgung unterbrochen, kann es zum Herzinfarkt kommen. Typische Infarktzeichen sind heftige Schmerzen in der Brustgegend, mindestens 10 Minuten oder länger. Nicht selten kommen Herzrhythmusstörungen bis hin zum Herzflimmern vor, die im schlimmsten Fall Herzstillstand verursachen.

Der Betroffene wird bewusstlos, die Atmung setzt aus und der Puls an der Halsschlagader ist nicht mehr tastbar. Die richtigen Entscheidungen und Maßnahmen des Ersthelfers können zum Überleben beitragen!

Alarmsymptome für einen Herznotfall sind:
- druckartiger, beklemmender, beengender oder brennender Schmerz im Bereich des Brustbeins oder der Herzgegend, der eventuell bis in den Hals, den Unterkiefer, die Arme und Schultern oder sogar in den Oberbauch ausstrahlt
- Gesichtsblässe, Übelkeit, Schweißausbruch, Atemnot
- Herzrhythmusstörungen, unregelmäßiger Puls
- Übelkeit/Erbrechen
- Vernichtungsgefühl, schwere Angstzustände
- Schock, Bewusstlosigkeit, Herzstillstand

Erste Hilfe bei Herznotfall

Was Sie tun können, wenn Sie bei einem Herznotfall zugegen sind:
- Rufen Sie unverzüglich den Rettungsdienst oder den Hausarzt an, auch wenn Sie bei den Symptomen nicht hundertprozentig sicher sind!
- Nach Auftreten der ersten Symptome dürfen auf keinen Fall mehr als 30 Minuten ohne ärztliche Behandlung verstreichen!

- Lagern Sie den Betroffenen mit angehobenem Oberkörper auf einem Bett oder Sofa. Ist die Person zu schwer und liegt er am Boden, legen Sie Kissen und Decken unter Kopf, Nacken und Rücken.
- Beginnen Sie bei einem Herzstillstand sofort mit der Erste-Hilfe-Reanimation.
- Bei Bewusstlosen mit Verdacht auf Herzinfarkt zählt jede Minute: Nur wenn bei Kreislaufstillstand unverzüglich erste Hilfe geleistet wird, hat der Betroffene eine Überlebenschance!

> **Die korrekte Wiederbelebung**
> Knien Sie neben dem Bewusstlosen und suchen Sie den Druckpunkt für die Herzmassage:
> - Platzieren Sie den Ballen einer Hand auf dem unteren Drittel des Brustbeins (in der Mitte des Brustkorbs) und setzen Sie den Ballen der anderen Hand auf die erste Hand auf.
> - Strecken Sie Ihre Arme in den Ellbogengelenken durch und drücken Sie durch die Gewichtsverlagerung Ihres Oberkörpers über Ihre gestreckten Arme 30-mal senkrecht auf den Druckpunkt.
> - Heben Sie dann das Kinn des Bewusstlosen an, verschließen Sie mit zwei Fingern die Nase und blasen Sie eine Sekunde lang gleichmäßig Luft in den Mund des Betroffenen ein. Wiederholen Sie den Vorgang.
> - Herzdruckmassage und Beatmung erfolgen dann im steten Wechsel: 30-mal Drücken, zweimal Beatmen.

Schlaganfall

! Ein Schlaganfall kann plötzlich, insbesondere bei älteren Menschen auftreten.

Ein Schlaganfall kann plötzlich, insbesondere bei älteren Menschen auftreten. Es kommt zu leichten Lähmungserscheinungen, Gefühllosigkeit einer Körper- oder Gesichtshälfte, Schluck- und Sprachstörungen, unkoordinierten Bewegungen, Doppeltsehen, Benommenheit, Verwirrtheit oder Übelkeit. Der Betroffene stürzt möglicherweise mit hochrotem oder blaurotem Gesicht zu Boden oder ist bewusstlos. Gelegentlich äußert sich der Schlaganfall nur als Bewusstseinstrübung mit blassem Gesicht und ohne Atemnot.

Alarmsymptome für einen Herznotfall sind:
- Kopfschmerzen
- Sehstörungen
- Sprachstörungen
- Schwindel/Übelkeit/Erbrechen
- Benommenheit/Bewusstlosigkeit/Koma
- Krampfanfälle
- Missempfindungen
- Lähmungen (z. B. Halbseitenlähmung im Gesicht)

Erste Hilfe bei Schlaganfall
- Legen Sie den Betroffenen auf den Rücken, lagern Sie seinen Kopf hoch und drehen Sie ihn zur Seite.
- Bewusstlosigkeit kann unter Umständen länger anhalten. Sorgen Sie bei Erbrechen für freie Atemwege.
- Geben Sie dem Betroffenen nichts zu trinken: Er kann möglicherweise bei Lähmungserscheinungen nicht schlucken.
- Rufen Sie unverzüglich den Notarzt!

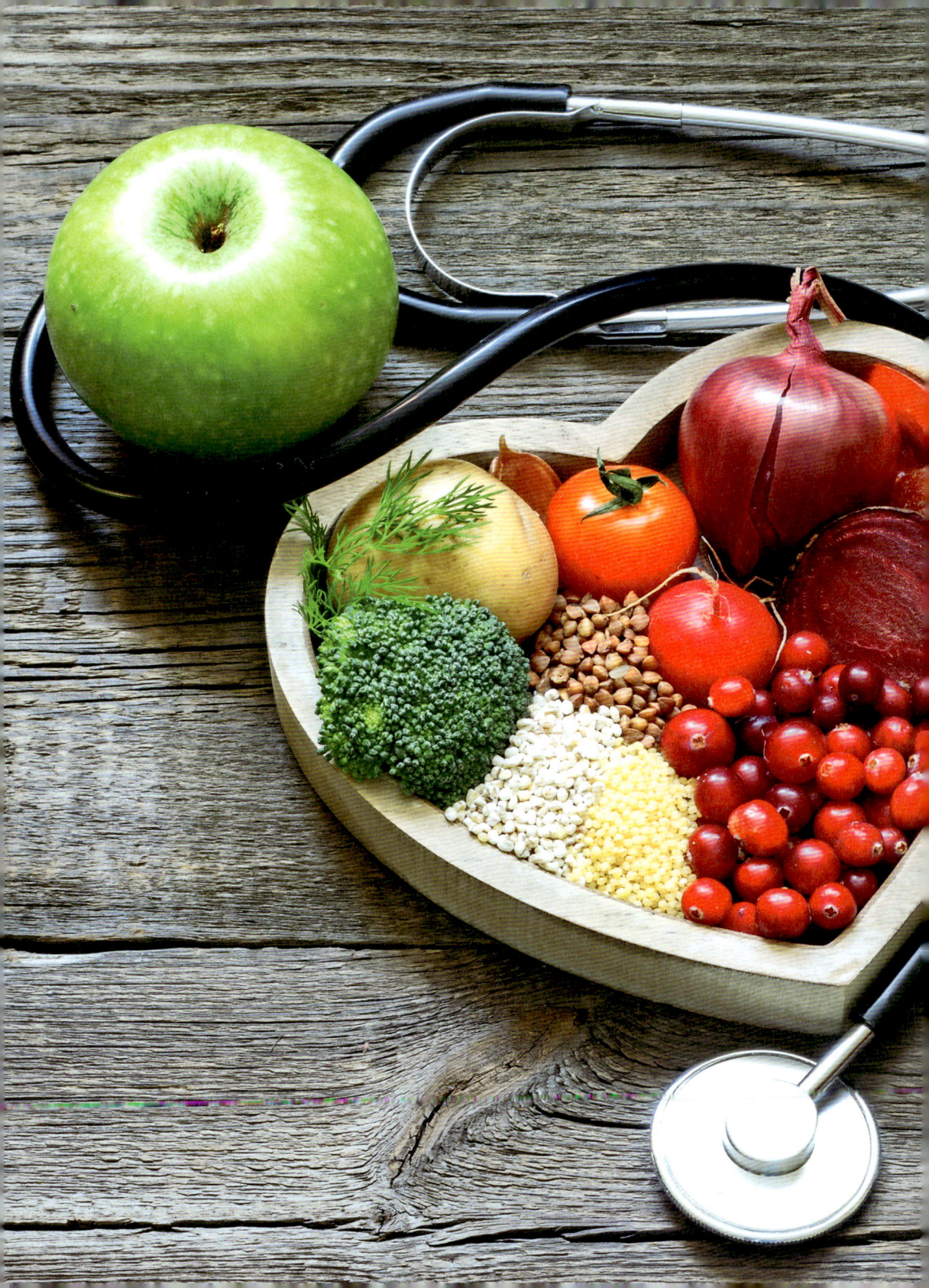

BLUTHOCHDRUCK – DAS KÖNNEN SIE SELBST TUN

Umfangreiche Studiendaten belegen die blutdrucksenkende Wirkung von Lebensstilveränderungen. Rauchen, ungesundes Essen, Bewegungsmangel und Übergewicht müssen nicht sein! Wenn Sie hier etwas ändern, schützen Sie sich vor Risikofaktoren und bekommen Ihren Bluthochdruck besser in den Griff: Ein Lebensstil mit gesunder Ernährung und viel Bewegung ist die beste Therapie gegen hoch-normalem Blutdruck und zusätzliche Risikofaktoren. Lesen Sie in den folgenden Kapiteln, wie Sie selbst etwas gegen Ihrem Bluthochdruck tun können.

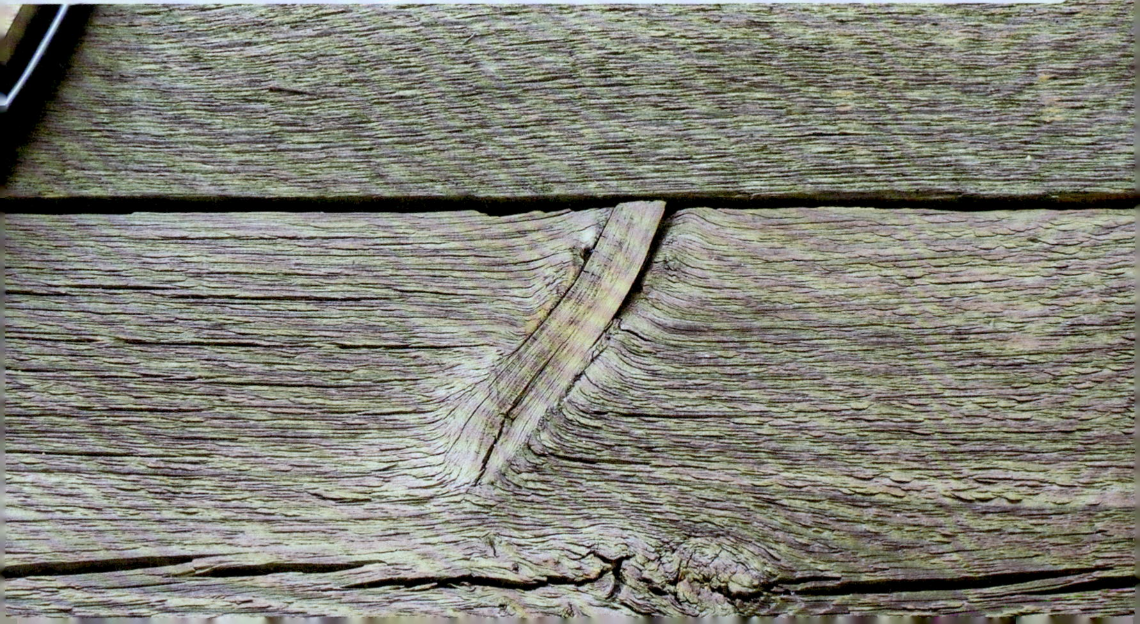

Verändern Sie Ihren Lebensstil

Veränderungen des Lebensstils sind für die blutdrucksenkende Therapie (mit und ohne Blutdrucksenker) von großer Bedeutung. Sie können so selbst Ihren Blutdruck senken und andere Risikofaktoren günstig beeinflussen. Dazu gehören: mit dem Rauchen aufhören, das Gewicht reduzieren, weniger Alkohol, körperliche Bewegung und Sport, weniger Kochsalz im Essen, eine Ernährungsumstellung auf mehr Obst und Gemüse sowie fettbewusste Kost. Vor allem die gesunde Ernährung ist eine wesentliche Komponente Ihrer Hochdrucktherapie! Wenn Sie an Bluthochdruck leiden, können Sie von den Veränderungen Ihres Lebensstils nur profitieren. Genaueres über den Nutzen der einzelnen Lebensstilveränderungen lesen Sie im Folgenden.

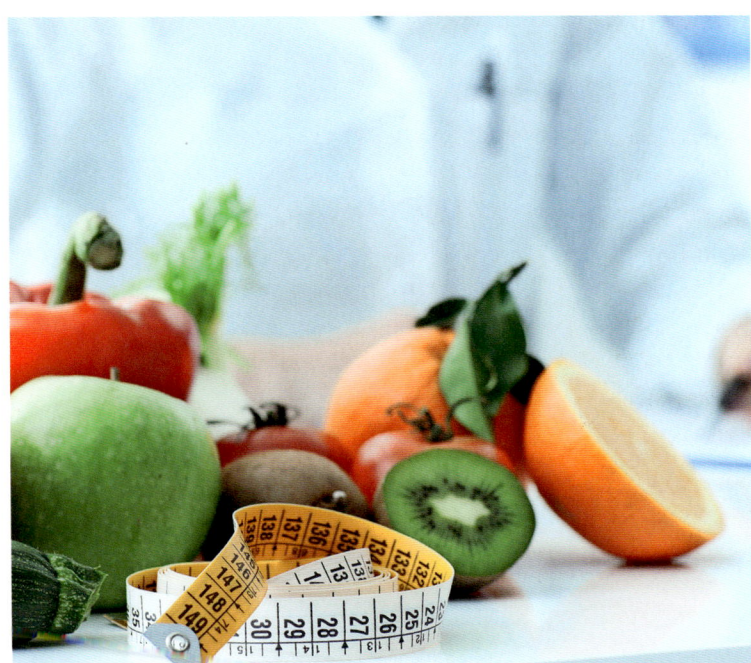

Eine Ernährungsumstellung auf mehr Obst und Gemüse ist ein wichtiger Baustein bei der Senkung des Blutdrucks.

Blutdruck senken ohne Medikamente

MASSNAHMEN	EMPFEHLUNGEN	SYSTOLISCHER BLUTDRUCK	DIASTOLISCHER BLUTDRUCK
Abnehmen	normales Körpergewicht erreichen (BMI 18,5–24,9)	2–3 mmHg pro Kilogramm Körpergewicht weniger	1–2 mmHg pro Kilogramm Körpergewicht weniger
Obst und Gemüse	mehr Obst und Gemüse auf den Speiseplan setzen	7 mmHg	3 mmHg
Ernährung umstellen	mehr Obst, Gemüse und Milchprodukte mit weniger gesättigten Fetten, Fettaufnahme insgesamt verringern	8–14 mmHg	6 mmHg
kaliumreiche Ernährung	Kartoffeln und Hülsenfrüchte sowie die meisten Gemüsesorten, Trockenfrüchte, Obst und Nüsse	–	3–5 mmHg
Kochsalzaufnahme verringern	nicht mehr als 6 g Kochsalz (2,4 g Natrium) pro Tag	2–8 mmHg	4 mmHg
mehr Bewegung	regelmäßiges Ausdauertraining (z. B. Walking, Joggen) mindestens 30 min möglichst mehrmals pro Woche	4–9 mmHg	6 mmHg
Alkoholkonsum verringern	maximal 0,4 l Wein oder 0,5 l Bier für Männer, 0,25 l Wein oder 0,3 l Bier für Frauen	2–10 mmHg	6 mmHg

Mit dem Rauchen aufhören

Nikotinverzicht ist die wirksamste Einzelmaßnahme, um Ihr Herz-Kreislauf-Risiko bei Bluthochdruck zu verringern. Wer im mittleren Lebensalter mit dem Rauchen aufhört, kann mit einer Lebenserwartung rechnen, die mit der Lebenserwartung von Nichtrauchern vergleichbar ist. Denken Sie darüber nach, wie Sie sich am besten Ihr Laster abgewöhnen! Hilfe finden Sie in zahlreichen Ratgebern oder im Internet, fragen Sie in Ihrer Apotheke oder bitten Sie Ihren Arzt um Rat, wie Sie das erfolgreich bewerkstelligen.

Den Alkoholkonsum einschränken

Mit steigendem Alkoholkonsum steigt auch der Blutdruck und das Risiko für Bluthochdruck. Exzessiver Alkoholkonsum erhöht das Schlaganfallrisiko. Alkohol schwächt kurzfristig die Wirkung von Blutdrucksenkern. Übrigens: Auch akuter Alkoholentzug führt zum Blutdruckanstieg! Männer sollten maximal 20–30 g (z. B. 0,5 l Bier), Frauen maximal 10–20 g Alkohol (z. B. 0,25 l Wein) pro Tag konsumieren.

Abnehmen und Sport treiben

Übergewicht lässt den Blutdruck ansteigen und verursacht Bluthochdruck. Gewichtsreduktion senkt den Blutdruck und beeinflusst andere Risikofaktoren günstig (Insulinresistenz, Diabetes, Cholesterinwerte, Linksherzvergrößerung). Wenn Sie an hohem Blutdruck leiden, sollten Sie regelmäßig körperlich aktiv sein (z. B. Wandern, Laufen, Schwimmen), am besten drei- bis viermal pro Woche, jeweils 30–45 Minuten. Bereits leichte körperliche Bewegung senkt Ihren systolischen Blutdruck um 4–8 mmHg. Übrigens: Kraftsportarten wirken blutdrucksteigernd und sind bei Bluthochdruck nicht zu empfehlen!

Ist das Bauchfett erst ordentlich angeschwollen, geraten lebenswichtige Stoffwechselprozesse im Körper durcheinander: der Zucker- und Fettstoffwechsel und die Hormone. In der Folge be-

> **!** Wenn Sie an hohem Blutdruck leiden, sollten Sie regelmäßig körperlich aktiv sein.

wegen Sie sich auf einen Diabetes zu. Der Blutdruck ist permanent zu hoch und das Schlaganfallrisiko steigt. Das Blut wird dicker, die Lipidwerte sind erhöht, die Gefäße werden unelastisch und es droht ein Herzinfarkt. Zudem werden Sie anfälliger für depressive Zustände. Wenn Sie sich regelmäßig bewegen und Ihre Ernährung umstellen, sind Sie auf einem guten Weg.

Den Kochsalzkonsum verringern Hoher Kochsalzkonsum begünstigt hohen Blutdruck, kaliumarme Ernährung verstärkt diesen Effekt. Durch Kochsalzbeschränkung auf maximal 5–6 g pro Tag können Sie in der Regel Ihren erhöhten Blutdruck um 4–6 mmHg senken. Es wird grundsätzlich empfohlen, Mahlzeiten nicht zusätzlich zu salzen und auf stark gesalzene Nahrungsmittel zu verzichten.

Die Ernährung umstellen

Verwenden Sie möglichst frische Nahrungsmittel bei der Zubereitung des Essens. Informieren Sie sich über ausgewogene vollwertige Ernährung. Mehr Obst und Gemüse, Fisch sowie ein bewussterer Fettkonsum senken Ihren Blutdruck und das Herz-Kreislauf-Risiko. Mehr dazu lesen Sie im nächsten Kapitel.

Vollwertige Ernährung

Noch in den 1950er-Jahren investierten Verbraucher 40 Prozent des Einkommens in Nahrungsmittel, heute sind es nur noch 10 Prozent. Damals waren Übergewicht, Bluthochdruck und Diabetes keine Volkskrankheiten. Heute gelten 67 Prozent der deutschen Männer und jede zweite Frau als übergewichtig – und leben mit verdoppeltem Herzinfarkt- und Schlaganfallrisiko. Was läuft falsch?

Gene und Gewohnheiten beeinflussen das Körpergewicht. Wenn Sie abnehmen und mit Ihrem Wohlfühlgewicht leben wollen, sollten Sie zunächst Ihr Essverhalten kritisch prüfen.

Sie sind dann auf dem besten Weg zu Ihrer Traumfigur, wenn Sie auf den „schlanken Mix" der Hauptnährstoffe mit den empfohlenen Anteilen der täglichen Kalorienzufuhr setzen (Ernährungskonzept nach der LOGI-Methode, einer kohlenhydratreduzierten und blutzuckeroptimierten Ernährungsform):
- 20–30 Prozent Kohlenhydrate
- 20–30 Prozent Eiweiß
- 45–55 Prozent Fett (hochwertige Fette aus Nüssen, Fisch, Fleisch und Pflanzenölen).

Die gesunde vollwertige und ausgewogene, fettbewusste Ernährung ist neben einem regelmäßigen körperlichen Training die wichtigste Voraussetzung dafür, dass Sie nachhaltig abnehmen.

In jedem Fall empfehlenswert: Schluss mit öligen Chips, süßer Cola und versalzenen Fast-Food-Fritten! Grundkenntnisse der Ernährung, eine Umstellung auf gesundes Ernährungsverhalten und fettbewusste Küche erleichtern Ihnen den Weg zum Zielgewicht. Mit einer Analysewaage können Sie regelmäßig kontrollieren, ob die Ernährungsumstellung tatsächlich langfristig zur Gewichtsabnahme beigetragen hat. Auch hier gilt: Haben Sie Geduld – Übergewicht wird man nicht über Nacht los. Es lohnt sich!

Nährstoffe im Überblick

Gesundes Essen mit allen lebenswichtigen Vitalstoffen wirkt wie ein Jungbrunnen für Leib und Seele. Und was brauchen Sie dazu? Alle Vitalstoffe, die sich in Nahrungsmitteln auf Ihrem Teller finden: Eiweißbausteine, hochwertiges Fett (gesättigte/ungesättigte Fettsäuren), natürliche Kohlenhydrate, Vitamine, Mineralstoffe und Mikronährstoffe – also frisches Obst und Gemüse, Fisch und Fleisch, Milch und vollwertige Getreideprodukte, Wasser und – in Maßen – Wein.

> **!** Haben Sie Geduld – Übergewicht wird man nicht über Nacht los.

Eiweiß
Eiweiß sättigt schnell und anhaltend. Wenn Sie extrem wenig Eiweiß essen, fühlen Sie sich unter Umständen schlapp und sind vor allem schnell wieder hungrig. Studien belegen, dass die erhöhte Eiweißzufuhr zur Senkung eines erhöhten Blutdrucks beiträgt. Dabei macht es keinen Unterschied, ob es sich um pflanzliche oder tierische Eiweißstoffe handelt. Eiweiß aus Milch und Milchprodukten hat besondere Vorteile: Es enthält gleichzeitig blutdrucksenkendes Kalzium. Hochwertiges Eiweiß ist immer eine gute Wahl, und Fleisch in Bioqualität ist ein wertvolles Lebensmittel, das verwertbares Eisen liefert. Allerdings ist Fleisch nicht unverzichtbar, was viele kerngesunde Vegetarier gerne bestätigen. Wer abnehmen will, profitiert davon, dass der Körper mehr Kalorien verbrennen muss, um Eiweiß zu verarbeiten.

Achten Sie auf den sichtbaren Fettanteil beim Fleischeinkauf. Fisch ist eine gute Empfehlung für das gepflegte Abendessen, insbesondere fetter Kaltwasserfisch enthält hochwertige Fettsäuren. Echte Feinschmecker meiden Sahnesoßen am Fleisch: Vorbildlich für den fettbewussten Genießer sind scharf angebratenes Fleisch und gegrillte Meeresfrüchte mit einem Hauch Olivenöl oder gleich Fisch pur, dazu Gemüse wie in Italien oder Reis – köstlich und gesund.

Kohlenhydrate
Kohlenhydrate sind die Fitmacher. Lange Zeit galten Kohlenhydrate in Kartoffeln, Nudeln und Zucker als Dickmacher. Wissenschaftlich ließ sich aber nachweisen, dass der menschliche Organismus Kohlenhydratkalorien in erster Linie nicht in Fett umwandelt, sondern bevorzugt zur raschen Energiegewinnung verbrennt. Dies gilt jedoch nicht, wenn Sie überreichlich Zuckerhaltiges und damit reichlich Kohlenhydrate konsumieren: Wer täglich mehrere Liter Limonade, Cola, Apfel- oder gesüßten

> **!** Übergewicht entsteht dann, wenn mehr Kalorien aufgenommen werden als verwertbar sind.

Fruchtsaft trinkt, muss damit rechnen, dass überschüssige Kalorien in Fettzellen gespeichert werden.

Übergewicht entsteht dann, wenn mehr Kalorien aufgenommen werden als verwertbar sind. Übergewichtige essen häufig mehr Fett und reichlich Kohlenhydrate. Aktuelle Ernährungstrends favorisieren hochwertiges Eiweiß (Fisch, Fleisch), hochwertige Fette und Öle, reichlich Obst und Gemüse sowie die geringere Zufuhr von Kohlenhydraten (Low-Carb). Tatsächlich kann man langfristig mit Hilfe dieses Ernährungskonzepts stetig und nachhaltig abnehmen.

Fett

Fett ist nicht per se böse. Es ist sogar lebenswichtig, und viele Aromastoffe sowie Vitamine sind fettlöslich. Zu viel und minderwertiges Fett sind das Problem. Jeder Deutsche konsumiert im Durchschnitt 120 g Fett pro Tag, noch dazu ungünstige tierische Fette statt wertvoller Fettsäuren aus Pflanzenölen und Fisch. Und jedes Gramm Fett liefert mehr als neun Kalorien. Niemand muss auf leckeres Fett verzichten, aber 60–70 g pro Tag sollten reichen. Der Organismus lagert Energiereserven in Fettzellen ein, die fast unbegrenzt Nahrungsenergie aufnehmen können. In Notzeiten wird der Energiebedarf dann aus den Fettdepots gedeckt – ein gesunder Überlebensmechanismus.

Beim Einkaufen lohnt der Blick auf das Kleingedruckte: Wie viel und welche Fette verstecken sich in den Produkten? In der Küche können Sie durch kurzes Anbraten, Dämpfen, Garen in Alufolie und Entfettung von Soßen reichlich Fett einsparen. Warum nicht eine Banane oder einen Apfel für den kleinen Hunger statt Chips, Schokoriegel oder Hamburger? Schmecken Sie das Streichfett auf dem Brot wirklich heraus, wenn fette Wurst oder Käse dazu kommen? Fetter Aufstrich summiert sich auf etwa 15 kg Fett zusätzlich pro Jahr.

Vitamine und Mineralstoffe

Vitamine sind lebenswichtige Substanzen, die der menschliche Organismus nicht selbst herstellen kann und die deshalb mit der Nahrung zugeführt werden müssen. Ausnahmen sind Vitamin K, Vitamin D (in der Haut produziert) und Folsäure, die im Darm von Bakterien produziert werden kann. In der Regel müssen Sie bei der Ernährung mit normaler gemischter Kost nicht mit Vitaminmangel rechnen. Rauchen oder Alkoholkonsum, auch Infektionskrankheiten können aber akuten oder chronischen Vitaminmangel verursachen.

Man unterscheidet fettlösliche Vitamine, die im Organismus gespeichert werden, und wasserlösliche Vitamine, die über die Nieren mit dem Urin ausgeschieden werden.

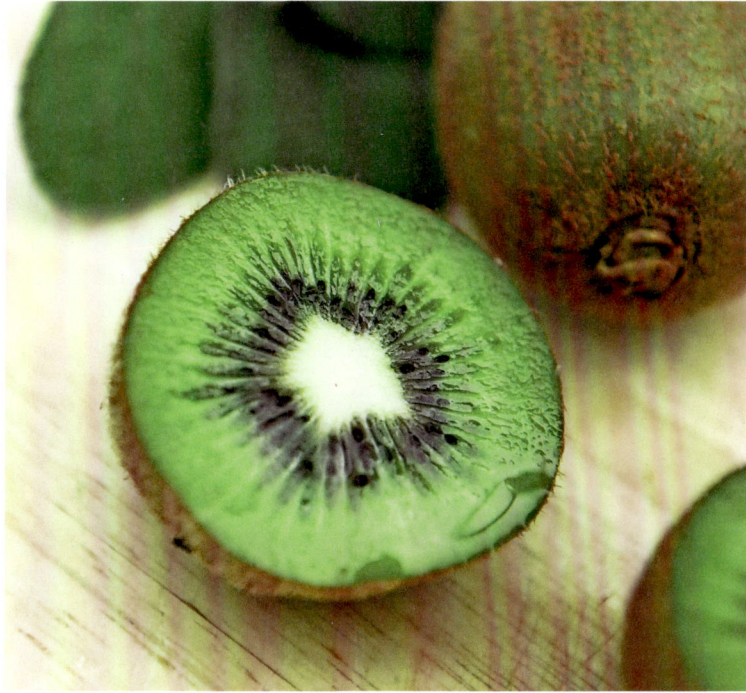

Eine ausgewogene Ernährung deckt automatisch Ihren Vitaminbedarf.

Vitamine

FETTLÖSLICHE VITAMINE	FUNKTION	ENTHALTEN IN
Vitamin A	Vitalstoff der Sehkraft und Immunabwehr, Wachstumsfaktor	Nektarinen, Karotten, Spinat, Fenchel
Vitamin D	Aktivstoff für starke Knochen und eine starke Abwehr, Krebsschutz	Fisch (Hering, Lachs u. a.), Shiitake-Pilze, Avocado, Eier, Butter, Milch
Vitamin E	Zellaufbau, schützt Herz und Kreislauf, Antioxidans, Antistress-Nährstoff	Brombeeren, Fenchel, Paprika, Spinat, Sellerie, Wirsing
Vitamin K	Blutgerinnung, Schutz für die Knochen	Kohl (Grün-, Rosen-, Weißkohl, Brokkoli), Schnittlauch, Rapsöl, Sojaöl
WASSERLÖSLICHE VITAMINE	**FUNKTION**	**ENTHALTEN IN**
Vitamin B1	Nervenstärke und Fitness	Pflaumen, Orangen, Honigmelonen, Dicke Bohnen, Maronen, Brokkoli, Grünkohl
Vitamin B2	wichtige Stoffwechselvorgänge	Milch und Käse
Vitamin B6	Glücksgefühl und Wohlbehagen	Bananen, Avocados, Maronen, grüne Bohnen, Feldsalat, Blumenkohl
Vitamin B12	frisches Blut und Fitness im Kopf	Fleisch, Fisch
Vitamin C	gesunde Haut, Gefäße und Nerven, Abwehrstärke und Antioxidans	Orangen, Zitronen, Grapefruit, schwarze Johannisbeeren, Paprika, Rosenkohl
Folsäure	gesundes Blut und starke Nerven, schützt Herz und Kreislauf	Hefen, Getreidekeime, Linsen, Leber, Eigelb, dunkelgrüne Blattgemüse
Biotin	Haut und Haare	Hefe, Leber, Eigelb, Soja, Haferflocken, Walnüsse, ungeschälter Reis

▶▶

WASSERLÖSLICHE VITAMINE	FUNKTION	ENTHALTEN IN
Niacin	Nervenstärke und stabiler Kreislauf	Geflügel, Wild, Fisch, Pilze, Milchprodukte, Eier, Erdnüsse, Hefe, Hülsenfrüchte
Pantothensäure	Antistress-Vitamin für Schönheit von innen	Vollkornprodukte, Avocado, Eier, Nüsse, Reis, Obst, Gemüse, Milch
Betacarotin	Provitamin für gesunde Haut, Antioxidans	gelbe/orangefarbene Gemüse und Früchte, dunkelgrünes Gemüse

Mineralstoffe sind für eine Vielzahl von Körperfunktionen von großer Bedeutung – unter anderem für den Knochenaufbau, die Regulierung des Salz- und Wasserhaushalts sowie für die Nerven, Muskeln und Blutgerinnung. Ein Mangel oder ein Überangebot an Mineralstoffen im Körper können die normale Mineralstoffverteilung verändern und unter Umständen zu schweren gesundheitlichen Störungen führen. Mit ansteigendem Lebensalter ist das Verdauungssystem nicht mehr so leistungsfähig, Mineralstoffe werden schlechter verwertet, die Reserven können aufgebraucht sein und ein Mangel entsteht. Nahrungsergänzungsmittel sind grundsätzlich zur Beseitigung von vorliegenden (nachgewiesenen) Mangelzuständen wichtiger Nährstoffe (Vitamine und Mineralstoffe) immer empfehlenswert.

Mineralstoffe sind für eine Vielzahl von Körperfunktionen von großer Bedeutung.

Mineralstoffe

MINERAL-STOFFE	FUNKTION	ENTHALTEN IN
Kalzium	Baustoff für Knochen	getrocknete Feigen und Aprikosen, Dicke Bohnen, Grünkohl, Spinat, Fenchel
Eisen	Sauerstofftransport, Energiestoffwechsel	getrocknete Gewürze, Leber, Kerne/Saaten (Kürbis, Pinie, Sesam, Mohn), Hülsenfrüchte (Linsen, Bohnen, Erbsen), Getreide (Roggen, Hafer, Gerste, Grünkern), Nüsse
Fluor	Zahnschmelzhärtung, Mineralisierung von Knochen und Antibiotikawirkung	Trinkwasser
Jod	Hormonbaustein, Leistungs-, Wachstums- und Stoffwechselfaktor	Fisch, Geflügel, Schweinefleisch, Eier, Milch, Salz (angereichert)
Kalium	Säure-Basen-Haushalt, Muskelaktivierung, Blutdrucksenkung	Äpfel, getrocknete Aprikosen und Feigen, Rosinen, Maronen, Spinat, Kartoffeln
Magnesium	Energie, Muskelaktivierung, Hormonhaushalt	getrocknete Aprikosen und Feigen, Spinat, Fenchel
Mangan	Enzymaktivierung, Wachstumsfaktor und Antioxidans	getrocknete Aprikosen und Feigen, Trockenpflaumen, schwarze Johannisbeeren, Himbeeren, Dicke Bohnen, Spinat, Fenchel
Natrium	Wasserhaushalt, Blutdruckregulation und Nervenstoff	Rosinen, getrocknete Feigen, Fenchel, Möhren
Phosphor	Baustein für Knochen und Zähne, Energie	Rosinen, getrocknete Aprikosen und Feigen, Dicke Bohnen, Kartoffeln
Selen	Hormonfaktor, Abwehrstärkung, Vorbeugung gegen Krebs und Antioxidans	Hummer, Fisch, Meeresfrüchte, Fleisch, Paranüsse, Knoblauch, Vollkornprodukte
Zink	Abwehrstärkung, Hormonfaktor und Antioxidans	rotes Fleisch, Käse, Weizenkeime, Walnüsse, Pekannüsse, Pilze, Hefe, Meeresfrüchte, grüner Tee

Wie sich gezeigt hat, ist das Verhältnis zwischen Kalium und Natrium ein entscheidender Ernährungsfaktor. Nicht nur die Verringerung des Kochsalzkonsums ist für gesunde Blutdruckwerte von Bedeutung, sondern auch die ausreichende Kaliumaufnahme. Durch eine kaliumreiche und natriumarme Ernährung beeinflussen Sie Ihren Blutdruck günstig.

Sehr viel Natrium finden Sie etwa in Salz-, Bismarck- und Matjeshering, Bündner Fleisch, Salami, Schinken, Bratwurst, Wienern, Fleischkäse und Mettwurst, vielen Käsesorten, in Laugengebäck und Brezen. Auch in Ketchup, Remoulade, Mayonnaise, Maggigewürz, Sojasoße, Konserven, Instantgerichten (Soßen und Suppen), fertigen Salatdressings, Senf, gesalzenen Nüssen, Chips und eingelegten Oliven ist es enthalten. Versuchen Sie diese Lebensmittel zu reduzieren und durch andere, gesündere zu ersetzen.

> **!** Durch eine kaliumreiche und natriumarme Ernährung beeinflussen Sie Ihren Blutdruck günstig.

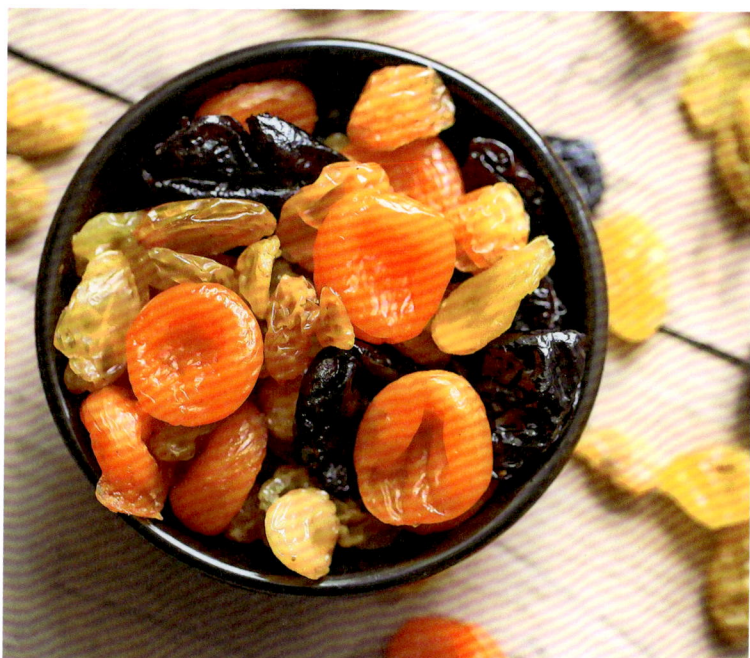

Getrocknete Früchte sind reich an Mineralstoffen.

Kaliumreiche Nahrungsmittel

NAHRUNGSMITTEL (100 g)	KALIUM	ANTEIL AN DER TAGESDOSIS
Kakaopulver	1900 mg	95 %
Weizenkleie	1400 mg	70 %
Gelbe Erbsen	940 mg	47 %
Linsen	840 mg	42 %
Mandeln	840 mg	42 %
Sonnenblumenkerne	720 mg	36 %
Pellkartoffeln (mit Salz)	440 mg	22 %
Spinat	630 mg	31 %
Fenchel	500 mg	25 %
Banane	400 mg	20 %

Kalium-Küche
- Verwenden Sie beim Kochen so wenig Wasser wie möglich, da die Nahrungsmittel sonst Kalium verlieren.
- Bereiten Sie Nahrungsmittel schonend zu, das schützt vor Kaliumverlusten.
- Kartoffeln am besten mit Schale kochen. Geben Sie etwas Salz in das Kochwasser, damit das Kalium nicht ausgeschwemmt wird.
- Waschen Sie zuerst das Gemüse und zerkleinern Sie es dann. Langes Wässern wäscht nicht nur das Kalium, sondern auch die wasserlöslichen Vitamine heraus.

Fettbewusst essen

In vielen Nahrungsmitteln versteckt sich jede Menge Fett, vor allem tierisches Fett – Gift für jeden, der körperbewusst, gesund und schlank bleiben will. Die schlimmsten Fettbomben sind Nüsse, aber auch Chips, Pommes, Wurst und diverse verlockende Milch-Sahne-Erzeugnisse enthalten sehr viel Fett. Nahrungsfett ist nicht von Natur aus böse, sondern der zweitwichtigste Energielieferant für unseren Organismus, es enthält zudem die Vitamine A, D und E, aber hier wie überall gilt: Die Menge macht's.

Alle tierischen Fette enthalten Cholesterin, das zu den wichtigsten Grundbaustoffen tierischer Organismen zählt. Für Ihre Gesundheit ist Cholesterin unverzichtbar. Pflanzliches Fett gilt als besser bekömmlich – mit einer Ausnahme: Kokosfett, das häufig für vorproduzierte frittierte und panierte Nahrungsmittel verwendet wird. Verzichten Sie lieber auf Pommes, Hamburger, Fischstäbchen und Kartoffelchips oder essen Sie weniger davon: Jedes Gramm Fett liefert 9 Kalorien!

Sie sollten bei Nahrungsmitteln, die hauptsächlich gesättigte Fettsäuren (tierisches Fett) enthalten, zurückhaltend sein und Fettstoffe mit reichlich ungesättigten Fettsäuren bevorzugen. Im Gegensatz zu den gesättigten Fettsäuren kann der menschliche Organismus die gesunden ungesättigten Fettsäuren nicht selbst herstellen. Sie müssen als essenzielle Nährstoffe mit der Nahrung zugeführt werden. Die Empfehlung lautet: Essen Sie häufiger Fisch! Roher Fisch oder Sushi, wie es die Japaner nennen, ist eine gute Quelle ungesättigter Fettsäuren und hält den Körper fit und gesund.

> Roher Fisch ist eine gute Quelle für ungesättigte Fettsäuren und hält den Körper fit und gesund.

Wenn Sie abnehmen wollen, sollten Sie Ihren Fettkonsum verändern und hochwertige Fette und Öle bevorzugen. Keinesfalls sollten Sie ganz auf Fett verzichten – das wäre sogar gesundheitsschädlich! Seien Sie lieber wählerisch bei der Auswahl Ihrer Nahrungsmittel. Essen Sie insgesamt weniger Fett und achten Sie auf eine günstigere Mischung der Fette: Sie sollte aus einem Drittel gesättigter, einem Drittel einfach ungesättigter Fettsäuren sowie einem Drittel mehrfach ungesättigter Fettsäuren bestehen.

> **Fettsäuren**
> **Gesättigte Fettsäuren** haben eine feste Konsistenz und einen hohen Schmelzpunkt. Sie erhöhen den Cholesterinspiegel und finden sich eher in tierischen Lebensmitteln, z. B. Butter, Schmalz, Palm- und Avocadoöl.
> **Einfach ungesättigte Fettsäuren** haben weiche bis flüssige Konsistenz und einen niedrigen Schmelzpunkt. Sie senken den Cholesterinspiegel und finden sich eher in pflanzlichen Lebensmitteln, z. B. Olivenöl, Rapsöl, Walnussöl, Leinöl, Sesamöl, aber auch in Fisch, etwa in Lachs.
> **Mehrfach ungesättigte Fettsäuren** sind die Omega-3- und die Omega-6-Fettsäuren. Sie sind enthalten in Nüssen, Ölsaaten, Pflanzenölen (Sonnenblumen-, Mais-, Leinsamen-, Raps-, Distel-, Sojabohnenöl).

Zielwerte Körperfett

Body-Mass-Index (BMI)	18,5–25
Bauchumfang	< 94 cm (Männer)/88 cm (Frauen)
Taille-Hüfte-Verhältnis = cm Körperumfang in Taillenhöhe : cm Körperumfang in Hüfthöhe:	Apfel-Typ-Normalwert: > 0,85 Birnen-Typ-Normalwert: < 0,85
Cholesterin (gesamt) im Blut	ca. 200 mg/dl (5,2 mmol/l)
HDL-Cholesterin	> 35 mg/dl (0,9 mmol/l)
LDL-Cholesterin	< 160 mg/dl (4,1 mmol/l)

Energie und Kalorien

Schlank wird bzw. bleibt man, indem man dem Körper nicht mehr Energie gibt, als er verbraucht. Die Energiemenge, die der Organismus im Ruhezustand benötigt, wird Grundumsatz genannt. Das Energiemaß ist die Kilokalorie (kcal). Im Durchschnitt nimmt jeder erwachsene Deutsche täglich 3000 Kalorien zu sich – zu viel. 2200 bis 2600 Kalorien pro Tag genügen vollkommen.

Durchschnittlicher Tagesbedarf an Kalorien bei überwiegend sitzender Tätigkeit

LEBENSALTER	FRAUEN	MÄNNER
15–18 Jahre	2400 Kalorien	3000 Kalorien
19–24 Jahre	2200 Kalorien	2600 Kalorien
25–50 Jahre	2000 Kalorien	2400 Kalorien
51–64 Jahre	1800 Kalorien	2200 Kalorien
über 65 Jahre	1700 Kalorien	1900 Kalorien

Energiebilanz positiv Wenn Sie ständig mehr Energie aufnehmen, als Sie verbrauchen, wird Ihre Energiebilanz positiv sein. Das heißt, überschüssige Energie wird als Depotfett gespeichert (Bauch, Hüfte, Po). Ihr Körperfettanteil steigt an, und Sie legen Gewicht zu.

Energiebilanz negativ Wenn Sie nachhaltig abspecken wollen, muss Ihre Energiebilanz langfristig negativ bleiben. Das heißt, Sie führen weniger Energie mit der Nahrung zu, als Ihr Körper verbraucht. Angenommen, Sie reduzieren Ihre tägliche Energieaufnahme um etwa 200–250 Kalorien bei einem durchschnittlichen Tagesbedarf von 2000–2400 Kalorien, nehmen Sie innerhalb eines Jahres mehr als 10 kg ab.

Da Fett der stärkste Energielieferant ist, gelingt die Umstellung am besten durch fettbewusste Ernährung. Übrigens: Von

> **!** Meiden Sie Nulldiäten und „fettfreie" Ernährungsprogramme, denn sie enthalten dem Körper lebenswichtige Nährstoffe vor.

Nulldiäten und „fettfreien" Ernährungsprogrammen rate ich dringend ab, denn so laufen Sie Gefahr, Ihrem Körper lebenswichtige Nährstoffe vorzuenthalten und gehen ein Gesundheitsrisiko ein.

Das thermodynamische Prinzip von der negativen Energiebilanz ist allgemein gültig und das letztlich entscheidende Kriterium für nachhaltige Verringerung von gespeichertem Körperfett: Um ein Kilogramm Fettgewebe abzubauen, müssen Sie etwa 7000 Kilokalorien Energie verlieren („einsparen") – nicht 9000 Kilokalorien, da Fettgewebe nicht zu 100 Prozent aus Fett besteht. Wenn Sie pro Tag ein Defizit (minus) von knapp 250 Kilokalorien Energie erreichen, können Sie mit einem Körperfettverlust von 1 Kilogramm pro Monat rechnen.

Wenn Sie sich für eine hypokalorische, also kalorienarme Mischkost mit einer Energiezufuhr von weniger als 1500 Kalorien pro Tag entscheiden, haben Sie gute Chancen, Ihr Körpergewicht nachhaltig zu verringern. Mischkost setzt sich nach der LOGI-Methode so zusammen:

- 20–30 Prozent Kohlenhydrate: 1 g Kohlenhydrate = 4,1 kcal = 17 kJ
- 20–30 Prozent Eiweiß: 1 g Eiweiß = 4,1 kcal = 17 kJ
- 45–55 Prozent Fett: 1 g Fett = 9,3 kcal = 39 kJ

Achtung hoher Kaloriengehalt!

30 g geröstete Erdnüsse	190 Kalorien
1 Tafel Vollmilchschokolade (100 g)	550 Kalorien
1 Scheibe Speck (30 g)	260 Kalorien
1 Tüte Kartoffelchips	540 Kalorien
1 Glas Limonade, 8 Stück Würfelzucker	100 Kalorien
1 Dose Cola, 11 Stück Würfelzucker	145 Kalorien
1 Glas Cognac, 4 Stück Würfelzucker	50 Kalorien

Welche Ernährung ist gesund?

Welche Ernährungsumstellung würde Sie auf dem Weg zum persönlichen Wohlfühlgewicht wirklich weiterbringen? Die Deutsche Gesellschaft für Ernährung (DGE) empfiehlt zehn goldene Regeln für die gesunde Ernährung:

Vielseitig, aber nicht zu viel: Abwechslungsreiches Essen schmeckt und ist vollwertig. Stellen Sie Ihren Speiseplan vielfältig und sorgfältig zusammen. Täglich reichlich frisches Obst und Gemüse sind empfehlenswert – am besten fünfmal. Sie müssen nicht jeden Tag Fleisch, Wurst und Käse essen. Setzen Sie Salz und Zucker sparsam ein, Süßigkeiten und Alkohol in Maßen. Essen Sie fettbewusst und qualitätsbewusst.

Fett ist gesund, wenn die Qualität stimmt: Das Adjektiv „fettbewusst" bezieht sich nicht unbedingt auf die Fettmenge, die Sie zu sich nehmen, sondern auf die Fettqualität, auf die Sie immer achten sollten. Bevorzugen Sie fettarmes Fleisch und fettarme Wurst. Sichtbares Fett am Fleisch wird entfernt. Fett im Fleisch artgerecht gehaltener Tiere ist gesünder.

Würzig statt salzig: Ein guter und schmackhafter Ersatz für Salz sind Gewürze. Versuchen Sie es einmal mit Schnittlauch statt Salz auf dem Butterbrot! Zu viel Salz im Essen kann Ihren Blutdruck ansteigen lassen – vor allem, wenn Sie salzempfindlich sind. Die Empfehlung lautet: Nicht mehr als 5–6 g unjodiertes Kochsalz pro Tag. Bevorzugen Sie Kräuter und Gewürze zur Geschmacksverbesserung.

Weniger Süßigkeiten: Zu süß kann schädlich sein. Überschüssiger Zucker wird im Körper in Fett umgewandelt und begünstigt Fettpolster in Problemzonen. Durch Zucker und Alkohol kann zudem der Triglyzeridspiegel ansteigen, ein Risikofaktor für Bluthochdruck, Arteriosklerose und Herzinfarkt. Genießen Sie Süßes – aber nur gelegentlich und in kleiner Menge.

Vollkornprodukte: Sie liefern wichtige Nähr- und Ballaststoffe. Vollkornbrot, Naturreis, Müsli, Haferflocken, Dinkel, Roggen,

Keimlinge und ungeschälter Reis enthalten günstige Kohlenhydrate, fördern die Verdauung, enthalten Vitamine, Mineralstoffe und Spurenelemente.

Reichlich Gemüse, Kartoffeln und Obst: Sie liefern wichtige Nähr- und Ballaststoffe. Diese Lebensmittel sollten den Hauptteil der täglichen Nahrung ausmachen. Essen Sie täglich frisches Obst oder Rohkost, Salate oder Gemüse und gelegentlich Hülsenfrüchte (Erbsen, Bohnen, Linsen). Sie sind dann sehr gut mit Vitaminen, Mineralstoffen, Spurenelementen und Ballaststoffen versorgt. Ballaststoffe finden sich besonders in Birnen, Erdbeeren, Beerenobst, Wildfrüchten, Trockenobst, getrockneten Bohnen, Erbsen und Linsen, grünen Bohnen, Spinat und allen Kohlarten.

Weniger tierisches Eiweiß: Pflanzliches Eiweiß ist gleichwertig. Eiweiß in Hülsenfrüchten und Vollwertgetreide ist günstig für die Ernährung. Milch in Maßen und vor allem Fisch sollten Sie bevorzugen. Weniger tierisches Eiweiß bedeutet weniger Cholesterin und Purine (Harnsäurespiegel bzw. Gicht). Ernährungswissenschaftler empfehlen zweimal pro Woche Fisch statt Fleisch – am besten fette Meeresfische.

Trinken mit Verstand: Ihr Körper braucht Wasser, keinen Alkohol. Mindestens eineinhalb bis zwei Liter Wasser pro Tag, auch kalorienarme oder kalorienfreie Getränke. Wenn Sie schwer arbeiten, sportlich aktiv sind und viel schwitzen, auch im Krankheitsfall, müssen Sie mehr trinken, um den Flüssigkeitsverlust im Körper auszugleichen. Wasser ist gesund und lebenswichtig. Die Heilkräfte des Wassers können gar nicht überschätzt werden. Zu viel Alkohol schadet nicht nur der Leber, sondern wirkt direkt blutdruckerhöhend.

Öfter kleinere Mahlzeiten: Über den Tag verteilte Nahrungsaufnahme wirkt belebend und leistungsfördernd. Statt der üblichen drei sind fünf Mahlzeiten über den Tag verteilt besser geeignet, um fit zu bleiben. Große Mahlzeiten belasten Ihre Verdauungsorgane, machen träge und müde.

Schmackhaft und nährstoffschonend zubereiten: Durch lange Lagerzeit, falsche Verarbeitung, zu langes Kochen, Aufwärmen und zu viel Wasser gehen wertvolle Nährstoffe verloren. Garen Sie so kurz wie möglich. Verwenden Sie wenig Wasser und Fett (oder Öl). Die mediterrane und die japanische Küche sind die besten Vorbilder für eine gesunde, nährstoffreiche und geschmackvolle Zubereitung der Nahrungsmittel.

Vitamin D

Vitamin D betrifft jeden – gesunde und noch viel mehr Menschen mit chronischen Beschwerden oder Erkrankungen. Warum ist Vitamin D so wichtig für die Gesundheit? Weil wir so gebaut sind, dass Vitamin D durch die UV-B-Strahlung im Sonnenlicht in unserer Haut produziert wird – und zwar 95 Prozent der benötigten Menge. Nur 5 Prozent des Vitamin-D-Bedarfs können via Nahrungsmittel gedeckt werden (z. B. Fisch, Pilze). Das war vor langer Zeit recht praktisch, da die Menschen die meiste Zeit unter freiem Himmel verbracht haben und sich so ihr Vitamin-D-Bedarf wie von selbst deckte.

Heute allerdings ist das anders. Wir verbringen den Großteil des Tages im Haus, im Büro, im Auto und sind nicht mehr lange genug draußen, damit der Körper in der Haut die nötige Menge an Vitamin D produzieren kann. Wir bekommen zu wenig Sonne ab, und wer sich der Sonnenstrahlung aussetzt, benutzt Hautschutzmittel. All dies trägt zur weltweiten Defizit-Epidemie bei, was Vitamin D betrifft. Zudem lässt die Vitamin-D-Produktion in der Haut mit zunehmendem Alter nach. Schon vor der Geburt herrscht Vitamin-D-Mangel: Schwangere Frauen haben überwiegend zu wenig Vitamin für sich selbst und ihr Kind im Blut. Das Defizit beim Nachwuchs ist damit vorprogrammiert.

> **!**
> Wir sind nicht lange genug im Freien, damit in der Haut die nötige Menge an Vitamin D produziert werden kann.

Vitamin-D-Mangel kann auch auf Störungen der Vitamin-D-Verwertung beruhen. Wenn zu wenig Fettstoffe im Darm aufgenommen werden, wird auch nicht ausreichend Vitamin D gebildet. Bei Übergewicht und Fettleibigkeit (Adipositas) „verschwindet" das fettlösliche Vitamin im Körperfett, weshalb dann zu wenig Vitamin D verfügbar ist.

Die Symptome des Vitamin-D-Defizits sind unspezifisch. Sie lassen sich am besten mit dem Begriff „vegetative Symptome" beschreiben: allgemeines Schwächegefühl, gedrückte Stimmung, Schlafstörungen, Müdigkeit, Antriebsschwäche, Konzentrationsstörungen, Kopf- und Rückenschmerzen, Herzklopfen, Schwindel, Kreislaufschwäche, Gelenkprobleme, Burn-out. Falls Sie ansonsten gesund sind, kann ein D-Defizit innerhalb weniger Wochen geheilt werden. Zu wenig Vitamin D im Blut stört auch die Kalziumversorgung, was die Beschwerden verstärkt.

Was ist Vitamin D?

Klären wir zunächst, was Vitamin D eigentlich ist. Vitamin D gehört zusammen mit den Vitaminen A, E und K zu den fettlöslichen Vitaminen. Als Vitamine gelten lebenswichtige (essenzielle) Stoffe, die mit der Nahrung aufgenommen werden müssen, weil sie der Körper nicht bedarfsdeckend selbst herstellen kann.

Tatsächlich kennzeichnet der Begriff „Vitamin D" eine Gruppe verwandter Verbindungen. Sie haben jedoch verschiedenen Ursprung und sind im eigentlichen Sinn keine Vitamine, da die Haut bei ultravioletter Bestrahlung aus einem Steroid (7-Dehydrocholesterin, Provitamin D) Vitamin D3 herstellen kann, das im Körper aus dem Fettstoff Cholesterin erzeugt wird. Hier die wichtigsten D-Vitamine:

- Vitamin D2 (Ergocalciferol) entsteht aus Ergosterin in Pflanzen und Pilzen.
- Vitamin D3 (Cholecalciferol) entsteht aus 7-Dehydrocholesterol in Tieren.

Man weiß heute, dass Vitamin D viele Gemeinsamkeiten mit Steroidhormonen aufweist, etwa den Botenstoffen Östrogen, Testosteron und Cortisol. Diese Hormone sind vom Cholesterin abgeleitet, das ein Grundbaustoff des Körpers ist und beispielsweise für Zellmembranen gebraucht wird. Solche fettlöslichen Hormone werden in verschiedenen Organen produziert: Östrogen in den Eierstöcken, Testosteron in den Hoden oder Cortisol in den Nebennierenrinden.

Vitamin D erfüllt die Bedingungen, die für ein Hormon gelten: Es wird im Körper gebildet und wirkt als Botenstoff, der in vielen Körpergeweben und Organen Funktionen steuert. Um gesund zu bleiben, muss sich ausreichend Vitamin D im Blut befinden. In Deutschland und weltweit herrscht Unterversorgung mit Vitamin D. Viele Menschen profitieren somit nicht von den Vitamin-D-Schutzwirkungen: Gesundheit, Wohlbefinden und Langlebigkeit.

> **!** Um gesund zu bleiben, muss sich ausreichend Vitamin D im Blut befinden.

Unter Sonnlichteinfluss entsteht aus der Vitaminvorstufe 7-Dchydrocholesterol das Prävitamin D3, das zeit- und temperaturabhängig in eine „Speicherform" von Vitamin D (Cholecalciferol) umgewandelt wird. Aus Cholecalciferol wird die Hormonvorstufe (das Prähormon) Calcidiol (25(OH)D) in der Leber gebildet. Im Blut zirkulierendes Calcidiol wird anschließend nach Bedarf in den Nieren und zahlreichen Organen/Körpergeweben in das aktive Vitamin-D-Hormon Calcitriol umgewandelt, die Wirkform von Vitamin D3. Vitamin D3 benutzt man zur Ergänzung (Tropfen/Tabletten) oder zur Anreicherung von Nahrungsmitteln, um einem Mangel vorzubeugen oder ihn zu behandeln.

Gesundheitsvorteile durch Vitamin D

Knochengesundheit	• Vorbeugung von Osteopenie, Osteoporose, Osteomalazie, Rachitis und Knochenbrüchen
Zellschutz	• Vorbeugung gegen bestimmte Krebsarten wie Prostata-, Brust-, Darm-, Eierstock-, Bauchspeicheldrüsenkrebs u. a. • Vorbeugung von Infektionen, Erkältung, Asthma und Heuschnupfen
Organgesundheit	• Vorbeugung von Herzerkrankungen und Schlaganfall • Vorbeugung von Typ-2-Diabetes und entzündlichen Erkrankungen
Muskelfitness	• Verbesserung der Muskelkraft
Immunstärke	• Vorbeugung von Autoimmunerkrankungen wie Multiple Sklerose, Typ-1-Diabetes, Morbus Crohn, rheumatoide Arthritis u. a.
Nervenschutz	• Vorbeugung von Depression, Schizophrenie, Alzheimer-Demenz u. a.
Wohlbefinden	• Vorbeugung von Winterdepression, Beschwerden bei prämenstruellem Syndrom, Schlafstörungen • Verbesserung des Wohlbefindens und der Lebensqualität

Vitamin D und Kalzium

Vitamin D hat für den Knochenstoffwechsel besondere Bedeutung. Es fördert die Aufnahme von Kalzium aus dem Darm und den Einbau des Mineralstoffs in den Knochen (Mineralisierung). Der Kalziumspiegel muss im Blut relativ konstant sein. Für dieses Gleichgewicht sorgen zwei Hormone:

- Vitamin D fördert den Knochenaufbau (Mineralisierung) und benutzt dazu im Blut befindliches Kalzium.

- Parathormon aus den Nebenschilddrüsen fördert den Entzug von Kalzium aus den Knochen, das dann vermehrt im Blut vorhanden ist.

Die Aktivität beider Hormone ist im Regelfall ausgewogen. Das Auf und Ab von Vitamin D und seinem Gegenspieler Parathormon erzeugt ein Gleichgewicht von Knochenauf- und -abbau.

Zu den Erkenntnissen über die Bedeutung von Vitamin D für den Knochenstoffwechsel sind in den letzten 20 Jahren bahnbrechende Befunde über die Bedeutung von Vitamin D für den gesamten menschlichen Organismus hinzugekommen. Dazu gehört die Entdeckung, dass nicht nur in der Niere, sondern in fast allen Körpergeweben Vitamin D produziert werden kann. Darüber hinaus entdeckte man, dass die hormonartige Wirkung von Vitamin D an Körperzellen durch Andockstellen auf den Zellen (Rezeptoren) vermittelt wird.

Sonnenlicht wirkt blutdrucksenkend

Der Blutdruck ist im Winter meist höher als im Sommer. Britische Forscher glauben, dass das Sonnenlicht der Auslöser für diesen Effekt ist: Sonnenbestrahlung verändert das Stickstoffmonoxid (NO) in der Haut und senkt dadurch den Blutdruck. Im Rahmen einer Studie setzten sich 24 Freiwillige zweimal je 20 Minuten unter eine UV-Lampe. Bei einer Sitzung wurde die UV-Strahlung absichtlich blockiert. Die Auswertung zeigte, dass sich der Blutdruck nur durch Wärmeeinwirkung nicht veränderte, bei der Einwirkung von UV-Strahlung aber sank. Der Studienautor bemerkte hierzu: „Wenn man der Sonne ausgesetzt ist, werden kleine Mengen von NO von der Haut in den Kreislauf übertragen, die die Spannung in den Blutgefäßen mindern."

> **!** Hypertonie bringt auch den Kalziumstoffwechsel durcheinander.

Vitamin D und Bluthochdruck

Hypertonie bringt auch den Kalziumstoffwechsel durcheinander: Im Blut ist dann zu wenig und in den Zellen zu viel Kalzium. Zudem verlieren Hochdruckkranke überdurchschnittlich viel Kalzium mit dem Urin, da auch die Nieren unter Druck stehen. Dies macht die Blutgefäße für Kontraktionen anfällig und fördert Bluthochdruck. Eine US-Studie von 2008 über einen Zeitraum von fünf Jahren zeigte, dass sich das Herzinfarkt- und Schlaganfallrisiko erhöhen, wenn Bluthochdruck und Vitamin-D-Mangel zusammenkommen. Liegt der Calcidiol-Wert unter 15 ng/ml, steigen die Risiken um 200 Prozent, bei Werten unter 10 ng/ml um 230 Prozent.

In einer Metaanalyse von 2011 beobachtete man eine umgekehrte Beziehung zwischen Calcidiol und Hypertonie: Je niedriger der Calcidiol-Wert, desto höher das Risiko für Bluthochdruck. In kleineren Anwendungsstudien wurde gezeigt, dass Vitamin-D-Supplementierung oder UV-B-Strahlung bei Hochdruckbetroffenen den systolischen Druck um bis zu 6 mmHg und den diastolischen um bis zu 2,5 mmHg senken kann.

Eine Analyse von 2014 ergab, dass jede Erhöhung des Calcidiol-Wertes um 10 Prozent den diastolischen Druck um 0,29 mmHg und den systolischen Druck um 0,37 mmHg absenkt sowie das Hochdruckrisiko um 8,1 Prozent verringert. Diese Ergebnisse weisen darauf hin, dass Vitamin-D-Mangel eine ursächliche Rolle für die Entwicklung von Bluthochdruck spielt

Fazit: Ein optimaler Vitamin-D-Status trägt wesentlich zur Blutdrucksenkung bei. Lassen Sie Ihren Vitamin-D-Wert (Calcidiol/25(OH)D) im Blut bestimmen. Falls ein Vitamin-D-Defizit vorliegt, nehmen Sie Vitamin D3 (Tropfen oder Tabletten) ein (2000–6000 IE pro Tag) – via Sonnenlicht werden Sie in Deutschland Ihren Mangel nicht beseitigen können. Beträgt Ihr Vitamin-D-Wert etwa 60 ng/ml, profitieren Sie von anhaltender Blutdrucksenkung, krebsschutzenden Effekten, starken Knochen und zahlreichen weiteren Gesundheitsvorteilen.

Die Nieren und Vitamin D
Die Nieren sind ein wichtiges Ausscheidungsorgan, aber auch für den Vitamin-D-Stoffwechsel und die Blutdruckregulation von großer Bedeutung. Ein Drittel der Diabetiker, gefolgt von Personen mit Bluthochdruck und metabolischem Syndrom, bekommen eine chronische Niereninsuffizienz. Studien (Zeitraum 1995–2006) zeigten, dass nur jeder zehnte Betroffene (Diabetiker, Hochdruckpatienten, Adipöse) einen Calcidiol-Wert über 30 ng/ml hatte. Drei Viertel hatten einen eklatanten Vitamin-D-Mangel (< 20 ng/ml), 70 Prozent davon werden Typ-2-Diabetiker. Und im Winter waren die Werte schlechter als im Sommer. Für gesunde Nieren werden Calcidiol-Werte von 40–60 ng/ml empfohlen.

Den Vitamin-D-Status bestimmen und optimieren

Jeder Mensch sollte wenigstens einmal im Leben seinen Vitamin-D-Status bestimmen lassen. Im Labor wird dazu der Calcidiol-Wert im Blutserum gemessen. Wenn Sie mit Vitamin D unterversorgt sind, können Sie darüber nachdenken, wie Sie bisher mit Ihrem Mangel zurechtgekommen sind – und Sie können etwas dafür tun, einen optimalen D-Status zu erreichen. Wenn Sie gut versorgt sind, dürfen Sie sich freuen und profitieren von den Schutzeffekten des Sonnenvitamins. Die Blutabnahme zur Bestimmung des Calcidiol-Wertes kann jederzeit erfolgen, Sie müssen auch nicht nüchtern sein.

Mittlerweile sind sich die Experten darüber einig, dass der absolute Vitamin-D-Mangel bei Calcidiol-Werten von 20 ng/ml und weniger beginnt. Als relativer Vitamin-D-Mangel werden Werte von 21–29 ng/ml bezeichnet. Ab 30 ng/ml aufwärts geht man von einer regelrechten Versorgung aus. Allerdings plädieren Experten dafür, einen Calcidiol-Wert von mindestens 40–50 ng/ml anzustreben.

> **!** Jeder Mensch sollte wenigstens einmal im Leben seinen Vitamin-D-Status bestimmen lassen.

Bewertung des Vitamin-D-Status

CALCIDIOL-WERT (ng/ml)	CALCIDIOL-WERT (nmol/l)	BEWERTUNG
< 20 ng/ml	< 50 nmol/l	absoluter Mangel
21–29 ng/ml	52–72 nmol/l	relativer Mangel
30–100 ng/ml	80–250 nmol/l	regelrechte Versorgung
40–60 ng/ml	100–150 nmol/l	optimale Versorgung
100–150 ng/ml	250–325 nmol/l	übermäßige Versorgung
> 150 ng/ml	> 325 nmol/l	Überdosis

Wenn Ihr Calcidiol-Wert unter 30 ng/ml oder sogar weit unter 20 ng/ml liegt, stellt sich die Frage: Wie kann ich dem Mangel abhelfen? Mit dieser Frage hat sich die Forschung seit mehr als 15 Jahren beschäftigt und praxistaugliche Antworten gefunden.

Im Prinzip ist die Sache einfach. Der D-Status ist schlecht, das heißt, die Vitamin-D-Speicher haben sich geleert und das D-System läuft auf Sparflamme – was die genannten Beschwerden und Symptome verursacht. Es gibt zwei Möglichkeiten, den Vitamin-D-Status zu normalisieren:

1. Mehr Sonne auf der Haut
2. Zufuhr (Supplementierung) von Vitamin D3 mit Tropfen oder Tabletten

Die D3-Supplementierung wird folgendermaßen durchgeführt:
- Zunächst hebt man mit hohen Dosierungen über sechs bis acht Wochen den Versorgungsstatus an. Der Calcidiol-Wert im Blut steigt an. Wenn Sie 50.000 IE pro Woche zuführen, ist Ihr Vitamin-D-Wert nach sechs Wochen um 30 ng/ml angestiegen. Eine Überdosierung ist nicht zu befürchten.
- Anschließend führt man eine Daueranwendung mit niedrigeren Dosierungen zur Erhaltung des gesunden D-Status durch.

Hier werden nach aktuellen Erkenntnissen 2000–6000 IE Vitamin D3 täglich empfohlen. Mit D3-Tropfen lässt sich die Einnahme sehr gut steuern. Im Sommerurlaub oder nach Sonnenbädern können Sie auf die Anwendung verzichten. Eine Überdosierung ist auch hier nicht zu befürchten.

> **!** Eine Überdosierung ist bei Vitamin D in der Regel nicht zu befürchten.

Diese Vorgaben zur Nutzung der Vorteile einer guten Vitamin-D-Versorgung hören sich einfach an – und sind tatsächlich einfach zu erfüllen. Den Erfolg der D-Supplementierung kann man jederzeit durch Messung des Calcidiol-Wertes überprüfen. Eine Gefahr der Überdosierung oder Toxizität gibt es nicht, wenn man den Empfehlungen folgt.

Wie viel Sonne auf der Haut?
An einem sonnigen Sommertag in Norditalien produziert ein hellhäutiger Mensch innerhalb von zehn bis 12 Minuten Vitamin D, das einer Tagesdosis von 10.000–20.000 IE (Internationale Einheiten) entspricht.
Ein dunkelhäutiger Mensch braucht dafür bis zu zwei Stunden Sonne.

Bewegung und Sport

Ohne Sport und körperliche Bewegung bleibt jedes Abnehmprogramm ohne nachhaltige Wirkung. Die Art und Weise körperlicher Bewegung spielt eine untergeordnete Rolle. Entscheidend ist, dass Sie eine negative Energiebilanz mit nachfolgendem Abbau Ihrer Fettdepots erreichen. Jede sportliche Betätigung hilft Ihnen beim Abnehmen, aber sie sollte zu Ihren Fähigkeiten und Neigungen passen. Ein körperlich aktiver Lebensstil ist immer zu empfehlen. Ausdauertraining ist zur Gewichtsreduktion sehr gut geeignet, da es die Herz-Kreislauf-Funktionen günstig beeinflusst, den Blutdruck senkt und Erkrankungen vorbeugt.

Bewegung ist gesund

Durch Sport und regelmäßige körperliche Bewegung erhöht sich der Energieverbrauch, der Arbeitsumsatz steigt an und der Grundumsatz nimmt durch die ansteigende Muskelmasse und die Trainingseffekte zu. Sport und Bewegung sind unverzichtbare Bestandteile von Programmen zur Gewichtsreduktion.

- Langfristig tragen Sport und Bewegung wirksam zur Gewichtsreduktion und zur Verringerung des Körperfettanteils bei.
- Kurzfristig können Sie nur eine unwesentliche Gewichtsabnahme erreichen. Der Energieverbrauch der Muskulatur bleibt meist im niedrigen Bereich, da der Wirkungsgrad der Skelettmuskulatur sehr gut ist.
- Wie nahe Sie Ihrem Ziel der Gewichts- und Körperfettreduktion kommen, können Sie mit einer Analysewaage regelmäßig überprüfen.

Kombiniert mit vollwertiger, ausgewogener und fettbewusster Ernährung ist körperliche Bewegung zur langfristigen Gewichtsabnahme und zur Erhaltung eines gesunden Wohlfühlgewichts von großer Bedeutung: Regelmäßiges Training baut Muskelmasse auf oder verhindert zumindest den Abbau von Muskelmasse. Trainingsbedingt verschiebt sich die Stoffwechselaktivierung. Ihre Energiebilanz verbessert sich (wird negativ), da mehr aufgenommene Energie verbraucht und weniger Fett gespeichert wird. Durch Zugewinn an Muskelmasse und verbesserte Fitness verstärkt sich dieser Effekt noch und Sie verlieren allmählich überschüssige Pfunde.

> **!** Regelmäßiges Training baut Muskelmasse auf oder verhindert zumindest den Abbau.

Regelmäßiges Training

Welche Sportarten sind für Abnehmwillige, Übergewichtige und Personen mit Bluthochdruck geeignet? Einen optimalen Trainingseffekt erhalten Sie, wenn das Trainingsprogramm

- keine hohen motorischen Vorerfahrungen voraussetzt, wie z. B. bei Ballsportarten,
- weder das Herz-Kreislauf-System noch den Bewegungs- und Stützapparat zu stark beansprucht,
- Erfolgserlebnisse und Freude an körperlicher Aktivität vermittelt – schließlich sollen Sie motiviert werden, langfristig körperlich aktiv zu bleiben.

Im Grunde ist jede Art von Freizeitsport geeignet. Besonders beliebt sind Walking, Joggen, Radfahren, Skilanglauf, Schwimmen und Gymnastik. Ihr Trainingsprogramm sollte vor allem die Kondition (Ausdauerleistung) berücksichtigen, einfach strukturiert sein und langfristig anwendbar.

Bei regelmäßigem Training können drei Phasen unterschieden werden: körperliche Anpassung (etwa vier bis zehn Wochen), körperlicher Aufbau (etwa acht Wochen) und Stabilisierung (langfristig).

Körperliche Anpassung Ihr Training sollte an Ihre körperliche Belastbarkeit angepasst sein, mit zunächst geringer Belastungsintensität. Kurze Belastungsphasen mit anschließenden kurzen Ruhephasen, viele Koordinations- und Flexibilitätsübungen sowie die Schulung der Atemtechnik sind empfehlenswert. Sie sollten Ihren Puls kontrollieren können.

Körperlicher Aufbau Ihre Ausdauerleistung sollte kontinuierlich verbessert und das Flexiblitätstraining intensiviert werden. Übungen zur Korrektur und zur Kräftigung der Haltung sowie die Atemkontrolle ergänzen das Trainingsprogramm in dieser Phase.

Körperliche Stabilisierung Ihr erreichtes Leistungs- und Belastungsniveau sollte gehalten werden. Sie sollten sich selbst für Ihr

> ⚠ Überfordern Sie sich nicht, zu viel Ehrgeiz beim Training ist kontraproduktiv.

Bewegungsprogramm motivieren, allein oder in der Gruppe. Gemeinsames Training macht mehr Spaß!

Die günstigsten Trainingseffekte für Herz und Kreislauf werden im submaximalen Leistungsbereich erzielt. Überfordern Sie sich nicht, zu viel Ehrgeiz beim Training ist kontraproduktiv! Gönnen Sie sich das Erfolgserlebnis, kleine Ziele zu erreichen. Jedes Ausdauertraining sollte mindestens 30 Minuten durchgehalten werden, um Energie zu verbrauchen und Körperfett abzubauen.

Vor Trainingsbeginn ist Übergewichtigen eine Gesundheitsuntersuchung zu empfehlen, um ungeeignete Sportarten auszuschließen und die individuelle Belastbarkeit zu prüfen. Dies gilt insbesondere für ältere, übergewichtige Männer über 40 und Frauen über 50 Jahre. Mit der ergometrisch stufenweise erhöhten Belastung kann der optimale Trainingspuls bestimmt werden. Übergewichtige sollten keine maximale, sondern submaximale Belastung erreichen.

> **Sportlicher Puls**
> Die Pulsfrequenz beim Konditionstraining berechnen Sie so:
> 175 minus Lebensalter = empfohlene Pulsfrequenz (Toleranz: ±10)
> Beispiel: Wenn Sie 55 Jahre alt sind, liegt Ihre empfohlene Trainingspulsfrequenz bei 175 − 55 = 120 Herzschlägen pro Minute.

Welche Sportart?

Sportarten, die dynamische Bewegungen der großen Muskelgruppen erfordern, gelten als besonders gut geeignet, um überschüssige Energiereserven zu mobilisieren, abzunehmen, den Blutdruck zu senken, eine gute Fitness zu erreichen und die Ausdauer zu verbessern. Joggen, Walking, Radfahren und Schwimmen sind die bevorzugten Trainingsarten. In der Regel beginnen Sie, dreimal pro Woche mindestens 30 Minuten zu trainieren.

Mit zunehmender Fitness können Sie sich sich stärker belasten und das Konditionstraining verlängern.

Sportarten bei Bluthochdruck

EMPFEHLENSWERT	BEDINGT MÖGLICH	LIEBER NICHT
Joggen	Tennis	Kraftsport
Walking	Badminton	Sprinten
Radfahren	Fußball	Tauchen
Schwimmen	Handball	Surfen
Skilanglauf	Basketball	Bodybuilding

Joggen
Joggen ist als Konditionstraining für leicht bis mäßig Übergewichtige unter 45 Jahren zu empfehlen. Durch die beim Joggen bis zu dreifach höhere Aufprallbelastung im Vergleich zum normalen Gehen sollten Sie auf Überbelastung der Sprung-, Knie- und Hüftgelenke achten. Auch hier gilt: Nicht zu ehrgeizig trainieren! Überschätzen Sie nicht Ihr Leistungsvermögen. Benutzen Sie gut angepasste und geeignete Laufschuhe.

Walking
Walking oder Nordic Walking ist eine Form des schnellen oder zügigen Gehens, im Freien oder in der Sporthalle. Walking im Freien, am besten in einer Gruppe gleichgesinnter Sportsfreunde, macht Spaß und ist ein gemeinsames Naturerlebnis. Bei Übergewicht und behandeltem Bluthochdruck ist schnelles Gehen ganz besonders empfehlenswert. Die Belastungsintensität ist niedrig und gut zu dosieren. Der Bewegungsapparat wird kaum belastet, wenn Sie geeignetes Schuhwerk benutzen. Walking-Schuhe haben ein gutes Sohlenprofil und Stoßdämpfung im Fersen- und Vorderfußbereich. Die Sprunggelenke sind durch eine feste Fersenpartie des Schuhs geschützt.

Walking ist zum Abnehmen sehr gut geeignet. Kontrollieren Sie gelegentlich Ihren Belastungsgrad. Liegen die Pulsfrequenzen über dem empfohlenen Trainingspuls, verkürzen Sie die Trainingseinheiten.

KONDITIONSTRAINING WALKING	BELASTUNGSZEIT
1. Woche	3 x 2 min schnelles Gehen, dazwischen lockeres Gehen und Dehnen
2. und 3. Woche	2 x 3 min schnelles Gehen, dazwischen lockeres Gehen und Dehnen
4. Woche	2 x 5 min schnelles Gehen, dazwischen lockeres Gehen und Dehnen
5. Woche	2 x 6 min schnelles Gehen, dazwischen lockeres Gehen und Dehnen
6. Woche	2 x 7 min schnelles Gehen, dazwischen lockeres Gehen und Dehnen
7. Woche	2 x 8 min schnelles Gehen, dazwischen lockeres Gehen und Dehnen
8. Woche	1 x 12 min schnelles Gehen, dazwischen lockeres Gehen und Dehnen
ab 9. Woche	wöchentlich um eine Minute verlängern, bis Sie 20–30 Minuten schnelles Gehen erreicht haben. Dazwischen lockeres Gehen und Dehnen

Radfahren
Radfahren eignet sich besonders gut für Übergewichtige, da der Bewegungsapparat entlastet wird. Radtouren in der freien Natur machen Spaß und sind gesund. Sie können auch auf dem Fahrrad-Heimtrainer zu Hause trainieren, wenn Radwege in Ihrer

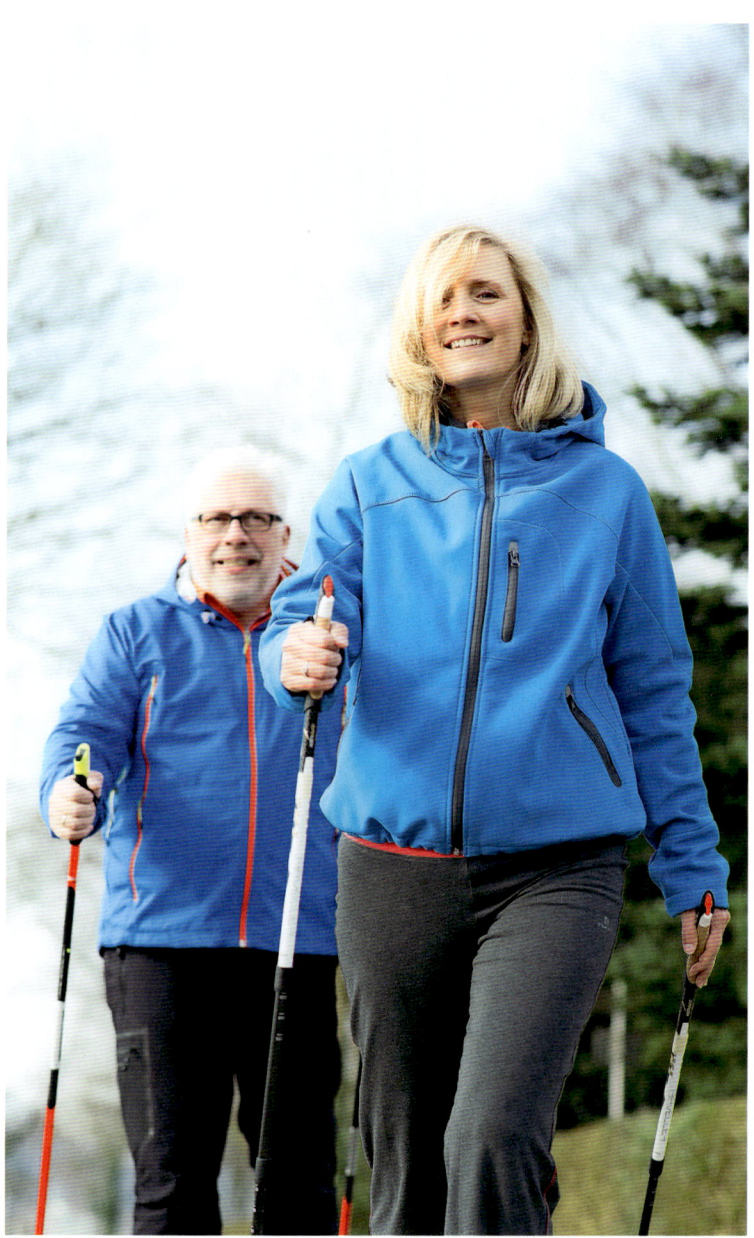

Walking ist sehr gut zum Abnehmen geeignet.

Umgebung fehlen, oder bei schlechtem Wetter. Auch beim Radfahren sollten Sie Ihren Puls kontrollieren. Kein falscher Ehrgeiz: Verringern Sie die Belastung, falls nötig. Ist der Puls niedriger als empfohlen, können Sie Phasen mit erhöhtem Tempo einschieben. Phasen mit erhöhtem Tempo können von einer Minute auf 20–25 Minuten verlängert werden, wenn Ihre Trainingspulsfrequenz dies zulässt.

KONDITIONSTRAINING RADFAHREN	BELASTUNGSZEIT
1. bis 3. Woche	10 min täglich
4. bis 5. Woche	15 min täglich
6. bis 7. Woche	20 min täglich
ab 8. Woche	25 min täglich

> **!** Körperliche Bewegung im Wasser wirkt wohltuend und entspannend.

Schwimmen

Im Medium Wasser ist durch den Auftrieb die Eigenschwere des Körpers aufgehoben. Der Rumpf wird dadurch entlastet. Für Übergewichtige bietet das Wasser Vorteile: Überlastungen des Bewegungsapparates sind nicht zu befürchten. Körperliche Bewegung im Wasser wirkt wohltuend entspannend. Rückenschwimmen oder Brustkraulen sind die besten Techniken.

Sie sollten damit beginnen, eine kurze Strecke in ruhigem und gleichmäßigem Tempo zurückzulegen. Später können Sie die Belastung je nach subjektivem Leistungsempfinden erhöhen. Die Strecke sollte anfangs zwölf bis 16 Meter nicht überschreiten. Das Verhältnis von Belastung und Pause kann von 1:3 auf 2:1 mit zunehmender Fitness verändert werden. Wenn Sie das Trainingspensum als zu leicht empfinden, erhöhen Sie die Belastungsintensität vorsichtig. Versuchen Sie, eine Trainingseinheit von 20 Minuten zu erreichen, mit zunehmend längerer Strecke ohne Unterbrechung.

KONDITIONSTRAINING SCHWIMMEN	STRECKENLÄNGE	BELASTUNG : PAUSE	BELASTUNGS-ZEIT
1. Woche	12–16 m	1 : 3	5 min
2. Woche	12–16 m	1 : 2	5 min
3. Woche	12–16 m	1 : 1	5 min
4. Woche	12–16 m	1 : 1	10 min
5. Woche	25 m	1 : 1	10 min
6. Woche	25 m	1 : 1	10 min

Abnehmen

Übergewicht stört und schadet der Gesundheit. Viele Abnehmwillige entschließen sich für eine Diät, mit dem Ziel, den Körperfettanteil dauerhaft zu verringern. Es gibt unzählige Diäten und Ernährungsprogramme, aber egal, für welches Konzept Sie sich entscheiden: Es sollte immer zu einer langfristig negativen Energiebilanz führen. Achten Sie auf jeden Fall auf folgende zwei Punkte:

- **Ein schneller Gewichtsverlust** bedeutet nicht zwingend auch einen Verlust von Körperfett! Kontrollieren Sie mit einer Analysewaage, ob Ihre Diät auch tatsächlich fettreduzierend wirkt. Achten Sie darauf, dass Sie während Ihres Abnehmprogramms nicht nur Körperwasser oder sogar wertvolle Muskelmasse verlieren. Nicht der rasche Gewichtsverlust, sondern Geduld und Disziplin garantieren dauerhaften Erfolg.
- **Starke Schwankungen des Körpergewichts** sind ungesund und gefährlich. Vermeiden Sie „Jo-Jo-Effekte" unbedingt! Der Körper wird sonst stark belastet, die Hormonbalance entgleist und das Diabetesrisiko kann zunehmen. Wenn Sie schlagartig zu hungern anfangen, schaltet der Körper auf Sparflamme

> **!** Eine Diät sollte immer zu einer langfristig negativen Energiebilanz führen.

und lebt auf Reserve. Kehren Sie wieder zu Ihren alten Ernährungsgewohnheiten zurück, nehmen Sie wieder meist außerordentlich zu. Machen Sie keine Nulldiäten, sie sind kontraproduktiv und gesundheitlich bedenklich.

> **Grundregeln der Gewichtsreduktion**
> - Negative Energiebilanz: Verbrauchen Sie mehr Kalorien, als Sie mit der Nahrung aufnehmen.
> - Ernähren Sie sich ausgewogen und fettreduziert. Das ist die wichtigste Maßnahme, um die Speicherung von Körperfett zu vermeiden.
> - Betreiben Sie intensives Training mit individuell dosierter Belastung: Konditionstraining und moderates Krafttraining.
> - Kontrollieren Sie Ihren Körperfettanteil: Prüfen Sie mit einer Analysewaage den Erfolg Ihrer Bemühungen.

Clever sättigen

Abnehmen funktioniert nur über eine negative Energiebilanz. Sie müssen weniger Energie aufnehmen, als der Körper verbraucht. Das geht durch erhöhten Energieverbrauch oder durch verminderte Energieaufnahme – am besten beides. In der Praxis hat sich gezeigt, dass es einfacher ist, 300 Kilokalorien pro Tag über die Nahrungsaufnahme einzusparen, als durch körperliche Aktivität zu verbrauchen. Was ist einfacher: eine halbe Stunde zu joggen oder statt klassischer Cola verdünnten Fruchtsaft zu trinken, statt Kuchen einen Joghurt mit Apfel zu essen? Zur Gewichtsreduktion ist der Weg über die Ernährung für die meisten Menschen sehr erfolgreich. Sport ist vor allem zur Erhaltung des Wohlfühlgewichts und für die Herz-Kreislauf-Fitness von großer Bedeutung.

Um weniger Energie auf Dauer problemlos zu verkraften, müssen Hungersignale ausgeschaltet werden. Bei „Friss die Hälf-

te" etwa haben Sie nämlich ein ständiges Hungerproblem. Zwei Maßnahmen helfen:
- Hohe Eiweißzufuhr: Eiweiß löst von allen Nährstoffen den besten Sättigungseffekt aus und hält lange satt.
- Magendehnung: Erst ab einem gewissen Volumen und Gewicht des Mageninhalts wird durch Dehnung der Magenwand ein wirksames Sättigungssignal ausgelöst.

Wasser und Ballaststoffe liefern viel Volumen und Gewicht ohne eine einzige Kalorie. „Clever sättigen" bedeutet wasser- und ballaststoffreiche Kost kombiniert mit eiweißreichen Nahrungsmitteln. Gemüse, Salate und Früchte und mageres Fleisch oder Geflügel oder Fisch und Eier sind sehr wasserreiche und energiearme Lebensmittel, letztere liefern auch noch das Eiweiß.

> **!** Wasser und Ballaststoffe liefern viel Volumen und Gewicht ohne eine einzige Kalorie.

Wege zum Wohlfühlgewicht

Gewicht kontrollieren Wiegen Sie sich jeden Tag morgens nüchtern nach dem Aufstehen und führen Sie darüber Buch. Mit der Zeit bekommen Sie Körperdaten, die spätere Rückschlüsse auf die Gründe für eine plötzliche Gewichtszunahme erlauben. Muskelmasse ist schwerer als Fett. Wenn Sie durch Bewegung Fett verloren und gleichzeitig Muskeln aufgebaut haben, kann das Gesamtgewicht ansteigen – eine Analysewaage zeigt Ihnen, wie sich Ihr Körperfettanteil verändert hat.

Bewusst ernähren Vermeiden Sie Nahrungsmittel mit hohem Anteil tierischer Fette (Bratwürste, fette Wurst, Speck, Sahne, Butter, Kekse, Pommes, Chips u. a.), ebenso Kombinationen von Kohlenhydraten und Süßem. Verzichten Sie auf gebundene Soßen (auch bei Salaten). Essen Sie nicht zu viel Kartoffeln, Nudeln oder Weißbrot (Low-Carb, also reduzierte Kohlenhydrate). Meiden Sie Weißmehlprodukte. Bei sportlicher Aktivität sichern Kohlenhydrate allerdings die Leistungsbreitschaft. Verzichten Sie auf Dosen-, Fertiggerichte und Vorgekochtes. Bevorzugen Sie frische

Kost. Vermeiden Sie übermäßigen Alkoholgenuss. Gelegentlich sind Süßigkeiten und zuckerhaltige Produkte erlaubt.

Gesund ernähren Ernähren Sie sich vollwertig, ausgewogen und abwechslungsreich. Essen Sie viel Salat, Obst und rohes Gemüse. Frischkost ist gesund, enthält Vitamine und Mineralstoffe und hilft beim Abnehmen. Bevorzugen Sie pflanzliche Fette (z. B. Olivenöl), mageres Fleisch und Fisch (etwa Sushi). Verwenden Sie statt Crème Fraîche und Sahne lieber Sauerrahm (nur 10 % Fett). Magerer Quark und Joghurt sind gesund, machen nicht dick und enthalten viel Kalzium. Vollkornprodukte sind immer zu empfehlen. Eiweißreiche und magere Kost hilft beim Abnehmen und unterstützt den Muskelaufbau. Bevorzugen Sie Honig als Süßstoff. Trinken Sie mindestens zwei Liter Flüssigkeit täglich: Wasser, Mineralwasser oder verdünnte Fruchtsäfte und versuchen Sie, Alkohol zu vermeiden.

Essen nach 20 Uhr vermeiden Spät abends sollten Sie nichts mehr essen. Stillen Sie abendlichen Heißhunger mit Magermilch und Eiweißpulver, das fördert den Muskelaufbau und macht nicht dick. Vermeiden Sie „Fressorgien" vor dem Fernseher. Abendmahlzeiten mit magerer und eiweißreicher Kost (etwa Hähnchenbrust, Forellenfilet oder Putenfleisch) mit etwas Zitronensaft ohne Brot helfen beim Abnehmen.

Sport und Bewegung ist zwingend nötig, damit Ihr Abnehmprogramm erfolgreich ist. Regelmäßiges Joggen, Laufen, Nordic Walking, Wandern, Radfahren, Schwimmen oder Skilanglauf bauen Muskulatur auf und verbessern Ihre Kondition. Wenn Sie abgenommen und Ihr Wohlfühlgewicht erreicht haben, sollten Sie weiter bewegungsaktiv bleiben. Auch ein Heimtrainer leistet hier gute Dienste.

Wohlfühlgewicht halten Haben Sie Ihr Wunschgewicht erreicht, werden Sie kaum zu Ihren alten Lebensgewohnheiten zurückkehren wollen. Ab sofort heißt die Devise: gutes Essen, körperliche Bewegung und Wellness, bessere Lebensqualität und Fitness!

Entspannung statt Stress

An den blutdrucksenkenden und -stabilisierenden Effekten von Entspannungsverfahren gibt es keinen Zweifel. Die Dämpfung der Sympathikusaktivität beeinflusst das gesamte Herz-Kreislauf-System günstig, egal welches Verfahren Sie wählen. Mehr Gelassenheit und weniger Stress schont Nerven und Gefäße. Finden Sie Ihre persönliche Entspannungsmethode. Autogenes Training, Progressive Muskelrelaxation, Reflexzonenmassage oder Yoga sind immer eine gute Wahl.

Autogenes Training

Das Autogene Training (AT) wurde zu Beginn des 20. Jahrhunderts von dem Psychiater, Psychotherapeuten und Neuropsychologen Johannes Heinrich Schultz (1884–1970) entwickelt. Es ist die bei uns bekannteste und einfachste Form der meditativen, selbsthypnotischen Versenkung und Entspannung. Sie wird mit großem Erfolg als komplementäre Therapie eingesetzt.

Die blutdrucksenkende Wirkung von Autogenem Training ist bekannt. Durch Konzentrationsübungen und suggestive Sätze („Mein rechter Arm wird ganz schwer", „Ich atme ruhig und gleichmäßig") wird ein Zustand der inneren Ruhe und Entspannung erreicht. Mit der gezielten Selbsthypnose können Sie lernen, mit Belastungssituationen besser umzugehen. Dadurch stärken Sie Ihr Selbstbewusstsein, Ihr Immunsystem und Ihre Gesundheit. Im Autogenen Training wird mit positiven Erinnerungen gearbeitet. Das reaktiviert das Selbstvertrauen, hilft bei Entscheidungen und Sie blicken positiv nach vorne. Autogenes Training können Sie im Liegen oder im Sitzen praktizieren.

> **!** Die blutdrucksenkende Wirkung von Autogenem Training ist bekannt.

Das Autogene Training umfasst drei Stufen:
- Grundübungen zur Muskelentspannung, die als Wärmegefühl erlebt wird
- positive Beeinflussung des vegetativen Nervensystems (Herz und Bauchorgane)
- schrittweiser Aufbau spezieller meditativer Vorstellungen

In den Basisübungen „denkt" man verschiedene Teile des Körpers (Füße, Beine, Hände, Arme, Schultern, Nacken) „schwer" und „warm", den Herzschlag stark und regelmäßig, den Bauch entspannt und „warm" und die Stirn „kühl". Am besten schließen Sie sich einer Trainingsgruppe an.

Progressive Muskelrelaxation

Die Tiefenmuskelentspannung nach Edmund Jacobson (1888–1983), auch als Progressive Muskelrelaxation (PMR) bekannt, kann durch gezielte Aktivierung und Anspannung verschiedener Muskelpartien sehr entspannend wirken. Die Abwechslung von Konzentration, Spannung und Entspannung verbessert auch die Körperwahrnehmung. Mit zunehmender Übung lernen Sie, die Muskulatur bewusst zu entspannen. Ist ein verspannter Muskel erst einmal gelockert, bessern sich häufig auch körperliche sowie psychische Unruhezustände. Die PMR kann Bluthochdruck und Herz-Kreislauf-Erkrankungen günstig beeinflussen, die Abwehrkräfte stärken und bei nervösen Magen-Darm-Beschwerden helfen. Wenn Sie gesund, aber öfters müde und erschöpft sind, können Sie sich durch PMR regenerieren.

Entspannungsübungen können Sie überall machen – zu Hause, unterwegs oder am Arbeitsplatz. Wichtig ist, dass Sie eine bewusste muskuläre Anspannung erreichen, wobei die nachfolgende Entspannungsphase deutlich länger sein sollte. Achten Sie auf alle Empfindungen während der PMR-Übungen. Dies verlangt ein gewisses Maß an Konzentration. In welcher Reihenfolge die

> **!** Entspannungsübungen können Sie überall machen – zu Hause, unterwegs oder am Arbeitsplatz.

Übungen durchgeführt werden, bleibt Ihnen überlassen, ob von rechts nach links oder von oben nach unten. Es ist empfehlenswert, sich irgendwann für eine bestimmte Abfolge von Übungen zu entscheiden.

Wenn Sie Übungen im Sitzen ausführen, achten Sie darauf, dass Sie rückwärts abgestützt sind, möglichst auch am Kopf. Die Arme liegen locker auf den Oberschenkeln oder auf den Armlehnen des Stuhles. Beide Beine stehen angewinkelt auf dem Boden. Die Augen sind geschlossen. Beginnen Sie mit der rechten Hand.

Ballen Sie sie zu einer Faust und halten Sie die Spannung etwa zehn Sekunden, nicht verkrampfen. Atmen Sie gleichmäßig. Konzentrieren Sie sich auf Ihre Faust, wie sie sich in diesem Zustand anfühlt. Nach zehn Sekunden lösen Sie die Spannung, spüren nach und ruhen sich 30 Sekunden aus. Genießen Sie die Lockerung, die Wärme und die Entspannung. Dann folgt die nächste Muskelgruppe, die linke Hand ist an der Reihe. Nach diesem Muster von Anspannung und Entspannung werden alle Muskelgruppen bewusst aktiviert. Die Übungen können mehrmals wiederholt werden, je nachdem, wie viel Zeit Sie sich nehmen. Die Muskelrelaxation wird damit abgeschlossen, dass Sie sich strecken und die Arme bewegen, tief durchatmen und die Augen öffnen. Auch hier ist es sinnvoll, sich einer Trainingsgruppe anzuschließen.

Reflexzonenmassage

Die Reflexzonentherapie zählt zu den ganzheitlich orientierten, komplementären Heilverfahren. Die Reflexzonenmassage wird zudem als Entspannungsangebot im Bereich Wellness geschätzt, eignet sich zur Gesundheitsvorsorge und als klinische Begleitmaßnahme zur Verbesserung der Lebensqualität chronisch kranker Menschen.

Als Reflexzonen gelten Hautoberflächenregionen, die Verbindung zu allen Gewebestrukturen, Organsystemen und Körperfunktionen haben – quasi den ganzen Menschen noch einmal im Kleinen darstellen. Solche Hautregionen werden für bestimmte Körperteile angegeben, etwa für die Hände, die Füße oder das Ohr.

Das bekannteste und wirksamste Verfahren ist die Fußreflexzonenmassage, die auf der „Zonenlehre" des amerikanischen Arztes William Fitzgerald beruht (1913 vorgestellt). Fitzgerald behauptet, dass der menschliche Körper in zehn Längszonen eingeteilt werden kann und dass jedes Organ, das innerhalb einer bestimmten Zone liegt, sich von jeder beliebigen Stelle dieser Zone aus reflektorisch erreichen lässt.

Messbare reflektorische Veränderungen von Organfunktionen wurden beobachtet: Blutdruck und Puls sinken, Hirnströme mit Entspannungsmuster, verbesserte Durchblutung, die Blutspiegel des Nervenbotenstoffs Serotonin steigen an, Blutfettwerte (Triglyzeride) sinken.

Zu den empfehlenswerten Anwendungsgebieten gehören etwa Bluthochdruck, koronare Herzkrankheit, Nieren- und Blasensteinleiden, postoperative Maßnahmen, Alzheimer-Demenz, Multiple Sklerose, Gelenkerkrankungen, Schwangerschaft und sogar Krebs. In zahlreichen Kliniken wird mit der Reflexzonentherapie gearbeitet und zur Selbstbehandlung motiviert.

Mit dem richtigen Griff an den richtigen Stellen können Verspannung und psychischer Druck reduziert und Krankheiten vorgebeugt werden. Durch Finger- oder Daumendruck an bestimmten Stellen der Füße wird das funktionelle Gleichgewicht im Körper gestärkt oder wiederhergestellt. Streichungen oder Spiralkreisen unterstützen diese Wirkung.

Durch Fußreflexzonenmassage können Sie Ihre psychische Belastung verringern, was über das vegetative Nervensystem auch zur Senkung des Blutdrucks beiträgt. Am besten, Sie gönnen sich eine komplette Fußreflexzonenmassage mit besonderer Berücksichtigung der Zonen der Nieren und des Herz-Kreislauf-Systems.

> **!** Mit dem richtigen Griff an den richtigen Stellen können Verspannung und psychischer Druck reduziert werden.

Yoga

Yoga ist immer eine gute Wahl, wenn Sie etwas für sich tun wollen. Jeder Mensch kann Yoga lernen und wird von dessen positiven Wirkungen profitieren. Yoga ist ein jahrtausendalter ganzheitlicher Weg zu Gesundheit, Geschmeidigkeit des Körpers, zu mehr Entspannung und Lebensqualität. Yoga kommt aus Indien und ist ursprünglich auch spirituelle Lebensphilosophie. Im Westen stehen die Vorteile für Gesundheit und Wohlbefinden im Vordergrund, obwohl Yoga mehr ist als Fitness und Körpertraining. Konzentrationsvermögen, Gelassenheit und innere Einkehr sind gleichermaßen erwünschte Übungseffekte. Die Balance von Körper und Seele sind wichtige Voraussetzungen für Langlebigkeit.

Viele Krankenkassen übernehmen die Kosten eines Yogakurses. Fragen Sie bei Ihrer Krankenkasse nach, welche Kurse sich für Sie eignen. Durch Übung der Yogapositionen (Asanas), Atemübungen sowie Meditation und Konzentrationshaltungen profitiert Ihre Balance von Körper, Geist, Seele und Atem. Yoga kann zur Besserung von Beschwerden bei unterschiedlichen Krankheitszuständen beitragen, etwa bei Bluthochdruck, Herz-Kreislauf-Erkrankungen, Schlafstörungen, Nervosität, chronischen Kopfschmerzen oder Rückenschmerzen.

Durch Yogaübung trainieren Sie Kraft, Flexibilität, Gleichgewichtssinn und Muskelausdauer. Durch Aktivierung der Muskeln, Sehnen und Blutgefäße verbessert sich Ihre Durchblutung. Die Rückenmuskulatur wird gekräftigt, was wiederum die Körperhaltung stabilisiert. Yoga hat auf viele Menschen beruhigende ausgleichende Effekte und wirkt stressmindernd – eine gute Strategie gegen Bluthochdruck.

> **Yoga ...**
> ... verbessert den Energiestoffwechsel.
> ... verbessert die Atemkapazität.
> ... wirkt blutdrucksenkend.
> ... hilft dabei, das Körpergewicht zu senken und Übergewicht abzubauen.
> ... beeinflusst das Herz-Kreislauf- und Diabetes-Risiko günstig.
> ... kann die Konzentration und Aufmerksamkeit verbessern.
> ... kann Schlafstörungen bessern.
> ... verbessert die Fitness und Lebensqualität bei älteren Menschen.

Rauchen und Alkohol

Rauchen und übermäßiger Alkoholkonsum sind eindeutig identifizierte Risikofaktoren von Bluthochdruck. Sie sind solchen Gewohnheiten nicht ohnmächtig ausgeliefert! Versuchen Sie, sich das Rauchen abzugewöhnen und den Alkoholkonsum einzuschränken. Entdecken Sie das bessere Lebensgefühl ohne risikoreiche Genussgifte.

Alkohol moderat genießen

Regelmäßiger, moderater Konsum von Rotwein verringert das Risiko für Herzkranzgefäßerkrankungen und die Gesamtsterblichkeit. Dies zeigte eine klinische Studie. Der jeweilige Beitrag der Weinbestandteile Alkohol und Polyphenole (Flavonoide) an diesen Wirkungen ist noch unklar. Eine Forschergruppe aus London identifizierte im Labor Procyanidine als die hauptsächlichen gefäßaktiven Polyphenole in Rotwein. Dennoch gibt es auch stichhaltige Belege für die Gegenposition, die davon ausgeht, dass Alkohol grundsätzlich als Giftstoff zu betrachten ist. In jedem Fall kann man auf Alkoholika auch verzichten – mit Gesundheitsvorteil.

Alkohol, besonders regelmäßiges exzessives Trinken, erhöht den systolischen Blutdruck. Verzichtet ein Hypertoniker völlig auf Alkohol, erreichen sein Blutdruck und besonders auch der Triglyzeridspiegel oft innerhalb kurzer Zeit wieder Normalwerte. Entsprechend lässt sich bei vielen übergewichtigen Hochdruckbetroffenen der Blutdruck allein durch Gewichtsreduktion normalisieren und zusätzlich der Cholesterinspiegel senken.

Es spricht vieles dafür, übermäßigen Alkoholkonsum auf ein moderates Niveau zu reduzieren: Sie beeinflussen Ihren Blutdruck und die Cholesterinwerte günstig, und Ihr Herz-Kreislauf-Risiko sinkt. Sie leben länger und gesünder, wenn Sie Alkoholisches in Maßen genießen.

> Alkohol, besonders regelmäßiges exzessives Trinken, erhöht den systolischen Blutdruck.

Rauchen abgewöhnen

Rauchen wirkt suchterzeugend und lebensverkürzend. Raucher sollten immer daran denken, was sie verlieren und was sie gewinnen können. Auf Zigaretten zu verzichten bedeutet, nichts zu verlieren und viel zu gewinnen: bessere Kondition und Lebensqualität, robuste Gesundheit und längeres Leben, mehr Geld im Portemonnaie. Sie haben viele Möglichkeiten, sich selbst für Ihren willensstarken Nikotinverzicht zu belohnen. Gönnen Sie sich alles, worauf Sie Lust haben – aber meiden Sie tödlichen Zigarettenqualm.

Viele Menschen rauchen, weil sie den Wunsch nach Entspannung haben – der aber erfüllt sich auf diese Weise kaum. Die Liste schwerer Risiken ist lang: Bluthochdruck, Herzinfarkt, Schlaganfall, Bronchitis, Krebs, Raucherbein, Impotenz. Die Angst raucht unterbewusst immer mit. Jeder zweite Raucher stirbt an den Folgen des Rauchens, die Lebenserwartung von Rauchern ist durchschnittlich um acht Jahre verkürzt.

Es gibt viele Wege, von der Sucht (auch via E-Zigarette) loszukommen: Akupunktur, Nikotinpflaster, Nikotinkaugummi, Ratgeberlektüre, Motivationstraining, Sport, Selbsthilfegruppe oder

> **!** Entscheiden Sie sich für mehr Gesundheit ohne blauen Dunst.

Verhaltenstraining. Am wichtigsten ist der feste Wille, das Rauchen aufzugeben. Hauptsache, dass Sie es geschafft haben – und sich klar vor Augen halten, dass Rauchen letztendlich gesundheitsschädlich und überflüssig ist. Entscheiden Sie sich für mehr Gesundheit ohne blauen Dunst – am besten sofort!

Mit Bluthochdruck leben

Bluthochdruck ist eine „unsichtbare" Krankheit. Erfreulicherweise muss kein Mensch mit Bluthochdruck befürchten, dass seine Erkrankung in aller Öffentlichkeit sichtbar wird. Die Mehrheit der Hochdruckbetroffenen mit gut eingestelltem Blutdruck kann ein ganz normales Leben führen.

Arbeitsfähigkeit

Wer hohen Blutdruck hat, ist arbeitsfähig. Nach gesetzlicher Spruchpraxis ist die Erwerbsfähigkeit je nach Schwere vermindert: leichte Hypertonie 0–10 Prozent, mittelschwere Hypertonie 20–40 Prozent, schwere Hypertonie 50–100 Prozent, maligne Hypertonie 100 Prozent.

Straßenverkehr

Als Hochdruckbetroffener ohne Organkomplikationen können Sie am Straßenverkehr teilnehmen. Regelmäßige Blutdruckmessungen, insbesondere vor Antritt einer längeren Autofahrt, sind empfehlenswert. Privat und beruflich sollten Sie sich mit diastolischen Werten über 100 mmHg nicht mehr ans Steuer setzen. Die Fahrsicherheit kann während der etwa sechswöchigen Einstellphase Ihres Hochdrucks beeinträchtigt sein. Besser, Sie verzichten vorübergehend auf die Autoschlüssel.

Manche Blutdrucksenker verursachen als Nebenwirkung Störungen der Konzentration und Aufmerksamkeit. Nach der Umstellung auf einen neuen Blutdrucksenker oder nach Dosisänderung des gewohnten Mittels drohen drastischer Blutdruckabfall oder unerwartete Spitzenwerte. Bei krisenhaftem Bluthochdruck (plötzliche Benommenheit, Bewusstlosigkeit), bei diastolischen Werten über 110 mmHg und bei Augenhintergrundveränderungen sollten Sie niemals selbst Auto fahren.

Flugreisen

Die Druckverhältnisse im Flugzeug entsprechen einer Seehöhe von 1500–2000 Metern. Wer bei der Fahrradergometrie 75 Watt schafft – ohne Erschöpfung, ohne Herzrhythmusstörungen und ohne Zeichen der Herzüberforderung –, darf fliegen. Mit gut eingestelltem Blutdruck und verträglichen Blutdrucksenkern sind Flugreisen problemlos möglich. Achtung: Blutdruckpillen ins Handgepäck! Verschwinden die Koffer spurlos, steht Sie ohne lebenswichtige Medikamente da. Passenden Ersatz zu bekommen, kann dauern – da steigt der Blutdruck!

> **!** Mit gut eingestelltem Blutdruck und verträglichen Blutdrucksenkern sind Flugreisen problemlos möglich.

Bei Blutdruckwerten über 220/140 mmHg, bei unbehandelter Herzschwäche und zwei Wochen nach einem Herzinfarkt oder Schlaganfall sollten Sie auf Flugreisen verzichten. In fraglichen Fällen kann am Fahrradergometer die Flugtauglichkeit getestet werden. Ihre Fluggesellschaft gibt Ihnen Auskunft über die medizinischen Richtlinien der Flugtauglichkeit (MEDIF, Medical Information Sheet). Ein Vertrauensarzt der Fluggesellschaft untersucht Flugreisende kostenlos und attestiert dann Flugtauglichkeit.

Alpinismus

Höhenlagen von 2000–3000 Metern sind für Personen mit Hochdruck problematisch. Benutzen Sie die Seilbahn für den Aufstieg und machen Sie den Abstieg zu Fuß. Bevorzugen Sie bei längerem Aufenthalt Höhenlagen unter 1200 Meter.

Sauna

Benutzen Sie bei ausgeprägtem Bluthochdruck nicht die normale (Trocken-)Sauna, sondern die besser verträgliche Dampfsauna. Nach dem Saunagang ist die kalte Dusche und der Sprung ins Kaltwasserbecken streng verboten: Extremer Blutdruckanstieg systolisch bis 250 mmHg und darüber droht. Ruhen Sie sich einfach nur 30 Minuten aus.

Sex

Ob und wann Geschlechtsverkehr möglich ist, lässt sich am einfachsten mit der Fahrradergometrie feststellen. Werden mühelos 75–100 Watt erreicht und einige Minuten ohne Erschöpfung durchgehalten, sind keine Komplikationen zu erwarten. Nach einer Bypass- oder Herzklappenoperation ist das Herz nicht schonungsbedürftiger als vorher. Herzkomplikationen bei sexueller Aktivität sind Raritäten. Geschlechtsverkehr ist weniger belastend für den Kreislauf als beispielsweise Autofahren oder Wutanfälle.

Bei Brustengegefühl während des Geschlechtsverkehrs kann vorbeugend ein nitroglyzerinhaltiges Medikament eingenommen werden. Nitroglyzerin- und Nitroglyzerinderivat-Medikamente dürfen nicht benutzt werden, wenn die Potenzpille Viagra eingesetzt wurde. Arzneimittelinteraktionen können einen dramatischen Blutdruckabsturz verursachen. Lassen Sie sich von Ihrem Arzt beraten.

ANHANG

Wichtige Adressen

Deutschland

Deutsche Hochdruckliga (DHL) e.V./ Deutsche Gesellschaft für Hypertonie und Prävention
Berliner Straße 46
69120 Heidelberg
Tel.: 06221 588555
info@hochdruckliga.de
www.hochdruckliga.de

Deutsche Herzstiftung e.V.
Bockenheimer Landstraße 94–96
60323 Frankfurt am Main
Tel.: 069 9551280
info@herzstiftung.de
www.herzstiftung.de

Lipid-Liga e.V.
Mörfelder Landstr. 72
60598 Frankfurt am Main
Tel.: 069 96365218
info@lipid-liga.de
www.lipid-liga.de

Deutsche Gesellschaft für Kardiologie – Herz- und Kreislaufforschung e.V. (DGK)
Grafenberger Allee 100
40237 Düsseldorf
Tel.: 0211 6006920
info@dgk.org
www.dgk.org

Deutsche Gesellschaft für Prävention und Rehabilitation von Herz-Kreislauf-Erkrankungen e. V. (DGPR)
Friedrich-Ebert-Ring 38
56068 Koblenz
Tel.: 0261 309231
info@dgpr.de
www.dgpr.de

Stiftung Deutsche Schlaganfall-Hilfe
Schulstraße 22
33311 Gütersloh
Tel.: 05241 97700
info@schlaganfall-hilfe.de
www.schlaganfall-hilfe.de

Deutsche Seniorenliga e. V.
Heilsbachstr. 32
53123 Bonn
Tel.: 0228 367930
info@deutsche-seniorenliga.de
www.deutsche-seniorenliga.de

Österreich

Österreichische Gesellschaft für Hypertensiologie
Klinikum Wels – Grieskirchen
Grieskirchnerstraße 42
A-4600 Wels
Tel.: 0043 (0)680 4057775
sekretariat@hochdruckliga.at
www.hochdruckliga.at

Österreichischer Herzfonds
Rotenlöwengasse 22/2
A-1090 Wien
Tel.: 0043 (0)1 4059155
office@herzfonds.at
www.herzfonds.at

Schweiz

Schweizerische Hypertonie Gesellschaft
Schwarztorstr. 18
CH-3007 Bern
Tel.: 0041 (0)31 3888078
info@swisshypertension.ch
www.swisshypertension.ch

Schweizerische Herzstiftung
Schweizerische Herzstiftung
Dufourstraße 30
Postfach 368
CH-3000 Bern 14
Tel.: 0041 (0)31 3888080
info@swissheart.ch
www.swissheart.ch

Leitlinien

Deutsche Hochdruckliga e.V. (DHL)
– Deutsche Hypertonie Gesellschaft: Leitlinien zur Behandlung der arteriellen Hypertonie, 2008

Universität Witten/Herdecke: Patientenleitlinie Bluthochdruck, 2005

National Institutes of Health, National Heart, Lung, and Blood Institute: The Seventh Report of the Joint National Committee on Prevention, Detection, Evaluation, and Treatment of High Blood Pressure, 2004

European Society of Cardiology: Compendium of abridged ESC Guidelines, Section II: Hypertension, 2008

Register

24-Stunden-Blutdruckmessung 41
Abnehmen 121
ACE-Hemmer 68, 73
akuter Stress 46
Alkohol 63, 86, 88, 130
Alpinismus 133
Alter 26
Anamnese 50
Angiotensin-ll-Antagonisten 68, 73
Antibabypille 46, 57, 65
Antihypertensiva 68
Aortenaneurysma 19
Arbeitsfähigkeit 132
Arterien 12
Arteriosklerose 14
Arzneimittel-Hypertonie 57
Atemstillstände 58
Augenspiegelung 51
Ausdauersport 115
Autogenes Training (AT) 125

Bauchumfang 100
Befragung 50
beim Arzt messen 39
Belastungs-EKG 52
Belastungshochdruck 45, 60
Betablocker 61, 68, 72
Bewegung 113
Bewegungsmangel 27
Blut, Aufgaben 9
– feste Bestandteile 8
– flüssige Bestandteile 8
– Lipidwerte 28
Blutabnahme 50
Blutadern 12
Blutdruckamplitude 15
Blutdruckbereiche 43
Blutdruck-Kategorien 43
Blutdruckmessung, Historie 35
Blutdruckschwankungen, Gründe 17
Blutdrucksenker 67
– Vor- und Nachteile 75
Bluthochdruck bei Älteren 76
– bei Kindern 78
– erkennen 48

– Definition 14
– Organerkrankungen 77
– Schwangerschaft 76
– Sonderformen 76
– Symptome 48
– Ursachen 60
Bluthochdruck-Notfall 79
Blutkörpersenkungsgeschwindigkeit 52
Blutplasma 8
Blutplättchen 9
Blutviskosität 52
Blutzucker 52
Body-Mass-Index (BMI) 100
bösartiger Bluthochdruck 76

Cholesteringehalt 100
Cholesterinwerte 28
chronischer Stress 60, 64
Computertomografie 53
Conn-Syndrom 56
CT 53
Cushing-Syndrom 56, 65

Dauerhafter Bluthochdruck 46
Demenz 20
Diabetes mellitus 29, 62, 77
Diastole, Entspannung 15
diastolischer Blutdruck 15, 66
dickflüssiges Blut 46
direkte Messmethode 35
Diuretika 68, 72
Drüsenfunktionsstörungen 65
Drüsen-Hypertonie 56

Echokardiografie 52
Eiweiß 91
EKG 52
Endothel 13
Energie 101
Energiebilanz 101
Entspannung 125
Erblindung 21
erektile Dysfunktion 21
Ernährungsumstellung 87
Erste Hilfe 81, 83
Erythrozyten 8
Existenzängste 64

Fett 92, 99
Fettleibigkeit 62
fettlösliche Vitamine 93
Fettsäuren 100
Flugreisen 133

Geller-Syndrom 56
Gene 26
genetische Veranlagung 60
Geschlecht 26
Gesichtsblässe 49
gesunde Ernährung 103
Gewichtsreduktion 86, 88, 114, 122
gutartige Tumore 65

Harnwegverschluss-Syndrom 65
HDL-Cholesterin 100
Hektik 64
Herz, Aufbau 11
– Bluttransport 10
– Enge 49
– Erkrankungen 77
– Funktion 52
– Infarkt 80
– Notfall 80
Herzrasen 49
Herzrhythmusstörungen 49
Hirnblutung 20
Hirngefäßerkrankungen 77
Hirntumor 46
hoch-normaler Blutdruck 44
hypertensiver Bluthochdruck 79
Hypertonie 60
– Grad 1–3 44
– Sprechstunde 50
Hypotonie 47

Impotenz 21
indirekt auskultatorische Messung 36
indirekt oszillometrische Messung 36
indirekt palpatorische Messung 36
Insulinresistenz 62

Job-Stress 64
Joggen 117
Jo-Jo-Effekt 121

Kalium-Küche 98
Kalorien 101
Kalziumantagonisten 68, 73
Kapillaren 13
Katheteruntersuchungen 53
kleines Blutbild 52
Kochsalz 65
Kohlenhydrate 91
Kombinationstherapie 70
Kondition 115
Koronare Herzkrankheit (KHK) 18
Körperfett 100
körperliche Anpassung 115
körperliche Untersuchung 50
krisenhafter Bluthochdruck 79

Laboranalysen 51
lagebedingter Blutdruckabfall 47
Lakritze 65
Langzeit-EKG 52
LDL-Cholesterin 100
Lebensstil 86
Leistungsminderung 49
Liddle-Syndrom 56, 62
Linksherzschwäche 18
LOGI-Methode 90, 102
Low-carb 123

Magnetresonanztomografie 53
maligner Bluthochdruck 76
Messfehler 37
Messmethoden 35
Metabolisches Syndrom 30
Mineralisierung 108
Mineralstoffe 52, 93, 96
MRT 53

Nasenbluten 49
negative Energiebilanz 122
niedriger Blutdruck 47
Nierenarterien-Hypertonie 55
Nierenerkrankungen 77
Nierengewebe-Hypertonie 55
Nierenschäden 20
Nierenwerte 52

obstruktives Schlaf-Apnoe-Syndrom 58
Ohrensausen 49
optimale Blutdruckeinstellung 70
optimaler Blutdruck 44
Organschäden 18
orthostatische Hypotonie 47
Östrogene 46

Panikattacken 46
PMR 126
polygenetische Störung 61
Praxis-Hypertonie 58
Praxis-Normotonie 60
Primäre Hypertonie 54
Progressive Muskelrelaxation 126
Pulsfrequenz 15
Radfahren 118
Rauchen 27, 86, 88, 130
Raucherbein 19
Reflexzonenmassage 127
Retinopathie 21
richtige Blutdruckmessung 38
Risikofaktoren 22
Röntgen 53
Rote Blutkörperchen 8

Salzempfindlichkeit 62
Sauna 133
Schaufensterkrankheit 19
Schilddrüsenerkrankungen 46
– Überfunktion 56
– Unterfunktion 56
– Werte 52
Schlagadern 12
– Einriss 19
Schlaganfall 20, 82
Schmerzmittel 65
Schnupfenmittel 65
Schwangerschaftshypertonie 77
Schwimmen 120
Schwindel 49
Sehstörungen 49
Sekundäre Hypertonie 55
Sex 13
Sonnenlicht 109
Soziales Umfeld 64
Sport 113
Sportarten 116

Sprechstunden-Bluthochdruck 41, 58
SPRINT-Studie 68
Stoffwechselaktivierung 114
Straßenverkehr 132
Syndrom X 30
Systole 15
systolischer Blutdruck 15, 66

Thrombose 20
Thrombozyten 8

Übergewicht 26, 62
Ultraschall 51
Umweltfaktoren 64
ungesunde Ernährung 60
Urinprobe 50

Venen 12
Vererbung 61
Vitalstoffe 90
Vitamin D 105
– Bluthochdruck 110
– Definition 106
– Gesundheitsvorteile 108
– Mineralisierung 108
– Nieren 111
– Status 111
Vitamine 93
Vollkornprodukte 103
vollwertige Ernährung 89
vorübergehender Bluthochdruck 45, 58

Wachstumsstörungen 46
Walking 117
wasserlösliche Vitamine 93
Weiße Blutkörperchen 9
Weißkittel-Hypertonie 41, 58
Wiederbelebung 82
Wirkstoffe 71

Yoga 129

Zonenlehre 128
zu Hause selbst messen 40

Die sanfte Methode gegen Bluthochdruck

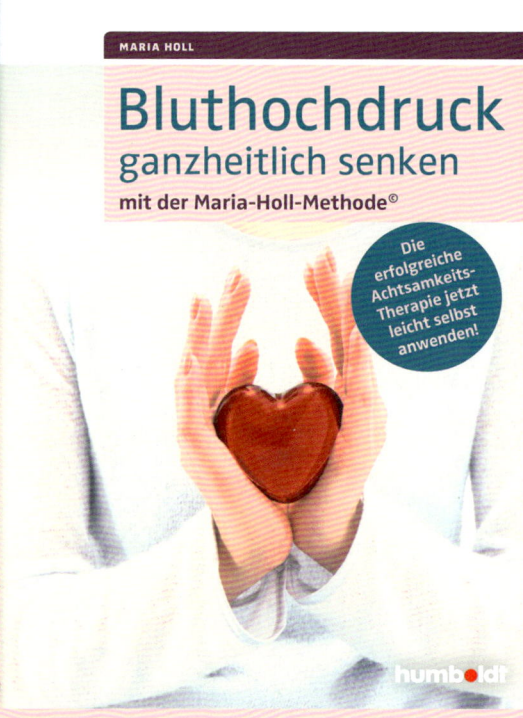

Maria Holl
Bluthochdruck ganzheitlich senken

- In Balance mit den Achtsamkeits- und Körperübungen der Maria-Holl-Methode©

- Schon 15 Minuten tägliche Übung verschaffen wirksame Hilfe gegen stressbedingten Bluthochdruck

- Westliche und östliche Entspannungstechniken steigern die Stimmung und senken den Blutdruck

144 Seiten, ca. 40 Abbildungen
15,5 x 21,0 cm, Broschur
978-3-89993-883-8
€ 19,99 [D] / € 20,60 [A]

Dieser Ratgeber ist auch als eBook erhältlich.

Hochwirksam – leicht umzusetzen!

Dr. med. Ramon Martinez
Bluthochdruck selbst senken in 10 Wochen

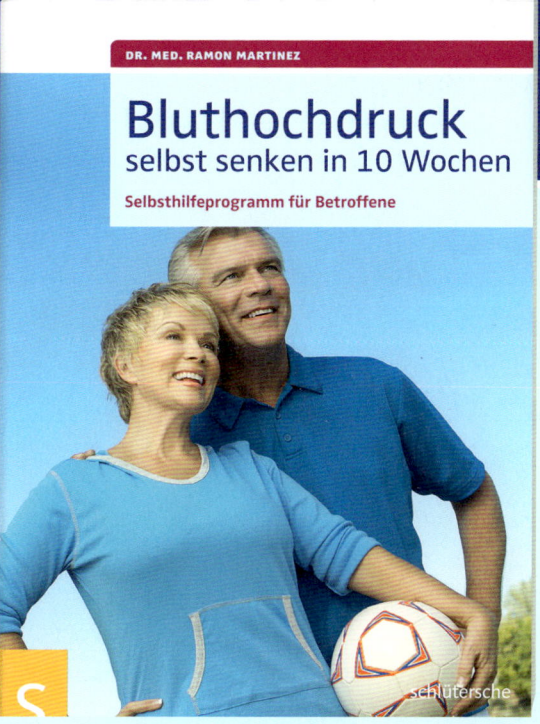

- Ein Selbsthilfeprogramm in bewährter Schritt-für-Schritt-Methode
- Wissenschaftlich gesicherte und anerkannte Maßnahmen
- Leicht umzusetzen: in 10 Wochen zu mehr Gesundheit und Vitalität

2. Auflage. 176 Seiten, 77 Farbfotos
15,5 x 21,0 cm, Broschur
ISBN 978-3-89993-596-7
€ 14,95 [D] / € 15,40 [A]

Dieser Ratgeber ist auch als eBook erhältlich.

Weitere Bücher zu Gesundheitsthemen:
www.humboldt.de

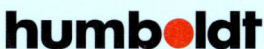

Lieblingsrezepte mit Wirkung!

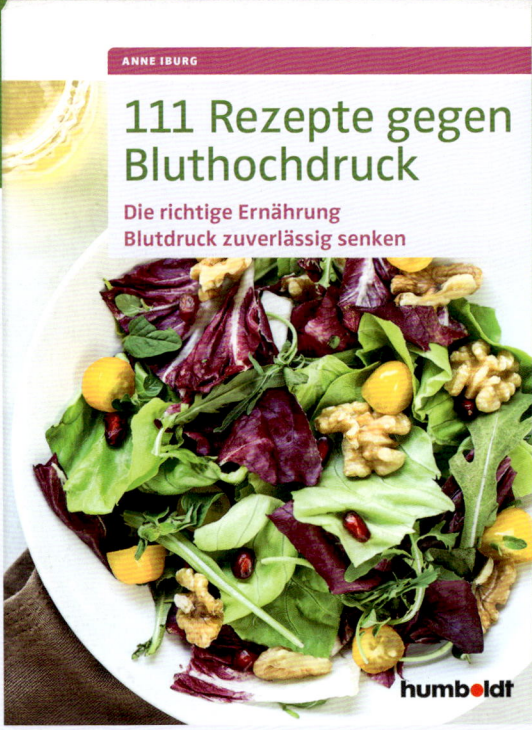

Anne Iburg
111 Rezepte gegen Bluthochdruck

- Das Kochbuch von Bestseller-Autorin Anne Iburg!
- Alle wichtigen Ernährungsgrundsätze und wie man sie praktisch umsetzt in einem Buch
- Harte Fakten: alle leckeren und gesunden Rezepte mit Nährwertangaben und Informationen zu Kalium und Magnesium

144 Seiten, ca. 60 Abb.
15,5 x 21,0 cm, Broschur
ISBN 978-3-89993-890-6
€ 19,99 [D] / € 20,60 [A]

Dieser Ratgeber ist auch als eBook erhältlich.

Stand Juli 2017. Änderungen vorbehalten.

Kochen mit Herz und Verstand

Sven-David Müller
Christiane Weißenberger
Das große Kochbuch gegen Bluthochdruck

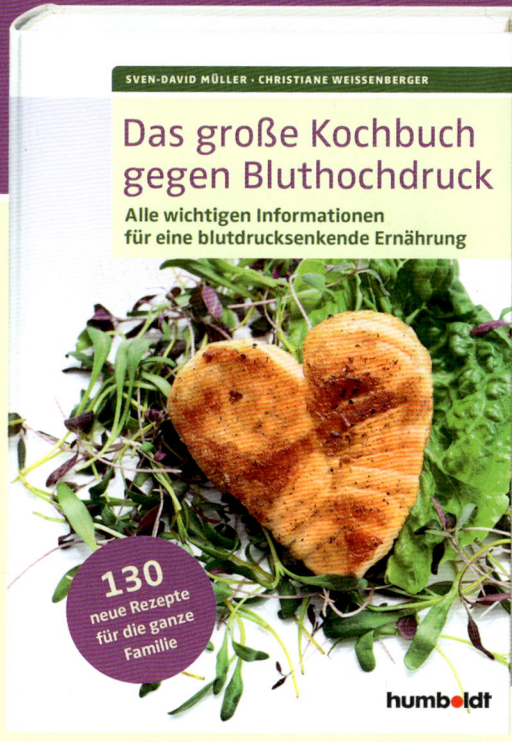

- 130 Rezepte gegen Bluthochdruck
- Alle wichtigen Informationen für eine blutdrucksenkende Ernährung
- Übersichtlich: Kilokalorien, Kilojoule, Eiweiß, Fett, Kohlenhydrate, Cholesterin, Natrium, Kalium und Magnesium pro Portion angegeben
- Bestsellerautor Sven-David Müller: Über 5 Mio. verkaufte Bücher!

196 Seiten, 126 Farbfotos
17,0 x 24,0 cm, Hardcover
ISBN 978-3-89993-865-4
€ 26,99 [D] / € 27,80 [A]

Dieser Ratgeber ist auch als eBook erhältlich.

Weitere Bücher zu Gesundheitsthemen:
www.humboldt.de

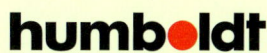

Impressum

Bibliografische Information der Deutschen Nationalbibliothek
Die Deutsche Nationalbibliothek verzeichnet diese Publikation in der deutschen Nationalbibliografie; detaillierte bibliografische Daten sind im Internet über http://dnb.ddb.de/ abrufbar.

ISBN 978-3-89993-941-5 (Print)
ISBN 978-3-8426-8839-1 (EPUB)
ISBN 978-3-8426-8838-4 (PDF)

Fotos:
Titelbild: visivasnc – Fotolia.com
Fotolia.com: Phimak: 6/7; Avanne Troar: 10; designua: 12; bilderzwerg: 13; YakobchukOlena: 17; Kurhan: 37; Sherry Young: 52; rogerphoto: 59; BillionPhotos.com: 74; Microgen: 78; georgejmclittle: 80; udra11: 84/85; StockPhotoPro: 86; Wissmann Design: 93; lisa870: 97; Picture-Factory: 119

© 2017 humboldt
Eine Marke der Schlüterschen Verlagsgesellschaft mbH & Co. KG
Hans-Böckler-Allee 7, 30173 Hannover
www.schluetersche.de
www.humboldt.de

Die in diesem Buch vorliegenden Informationen, Angaben, Anregungen und Ratschläge wurden vom Verfasser, Verlag und der Redaktion nach bestem Wissen erstellt und mit größtmöglicher Sorgfalt geprüft. Sie bieten jedoch keinen Ersatz für kompetente und sachkundige gesundheitsbezogene oder medizinische Beratung. Jede Leserin und jeder Leser sollte für eigene Entscheidungen in Bezug auf Anregungen dieses Buches zu jeder Zeit selbst verantwortlich sein. Daher erfolgen Angaben in diesem Buch ohne jegliche Gewährleistung seitens Verfasser, Redaktion, Verlag und Handel, die in keinem Fall für mögliche Nachteile oder Schäden bezüglich gegebener Hinweise, Informationen oder Ratschläge haften.
Alle Rechte vorbehalten. Das Werk ist urheberrechtlich geschützt.
Jede Verwertung außerhalb der gesetzlich geregelten Fälle muss vom Verlag schriftlich genehmigt werden.

Lektorat: Linda Strehl, München
Layout: Groothuis, Lohfert, Consorten, Hamburg
Covergestaltung: semper smile Werbeagentur GmbH, München
Satz: Die Feder, Konzeption vor dem Druck GmbH, Wetzlar
Druck und Bindung: Gutenberg Beuys Feindruckerei GmbH, Langenhagen